Curando com Essências de Flores e Pedras Preciosas

Diane Stein

Curando com Essências de Flores e Pedras Preciosas

Tradução
DENISE C.R. DELELA
ROBERTO SOCIO DE ALMEIDA

Ilustrações
MARNA GROVE

EDITORA PENSAMENTO
São Paulo

Para Sue

Título do original: *Healing with Flower and Gemstone Essences.*

Edição	Ano
1-2-3-4-5-6-7-8-9	99-00-01-02-03

Direitos de tradução para o Brasil
adquiridos com exclusividade pela
EDITORA PENSAMENTO LTDA.
Rua Dr. Mário Vicente, 374 – 04270-000 – São Paulo, SP
Fone: 272-1399 – Fax: 272-4770
E-mail: pensamento@snet.com.br
http://www.pensamento-cultrix.com.br
que se reserva a propriedade literária desta tradução.

Impresso em nossas oficinas gráficas.

Sumário

1. Por que Flores? 9
2. O que é Essência Floral? 12
3. Como Preparar Essências Florais 18
4. Que Essências Tomar? 23
5. Como Descobrir o Significado das Flores e das Pedras Preciosas 32
6. Os Chakras da Kundalini 37
7. A Linha do Hara 45
8. Como Cultivar suas Flores 51
9. Duzentas e uma Combinações de Essências de Flores e Pedras Preciosas 55
10. Tabela de Flores e Essências 158

Diagramas

Diagrama 1. As Etapas do Teste Cinesiológico 27

Diagrama 2. Teste Muscular 30

Diagrama 3. Os Doze Chakras 40

Diagrama 4. Os Níveis da Aura 41

Diagrama 5. A Linha do Hara 47

AGRADECIMENTOS

Quero fazer um agradecimento especial a algumas mulheres. Carolyn Taylor experimentou minhas essências florais e as usou desde o início. Karen Silverman e Corinne Nichols me encorajaram a desenvolver essências e a cultivar flores, e também testaram muitas das minhas essências. A contribuição e a aprovação delas foi de imensa importância para que eu continuasse o trabalho.

Robyn Zimmerman propôs novos significados e aplicações para as minhas combinações de essências florais, incluindo uma extensa lista de indicações para problemas no corpo físico. Robyn e Bob Zimmerman também lançaram o *Essential Reiki Journal*, no qual eles agora anunciam as minhas essências de flores e pedras.

Agradeço também a Cyndi Barnes, da The Crossing Press, por ajudar-me com o nome latino das plantas e com a redação do livro. Elaine Gill experimentou minhas essências e incentivou-me a prepará-las, além de viabilizar a publicação dos meus livros. Obrigada, igualmente, a Jane Lazear, a Karen Narita e aos demais amigos da The Crossing Press.

As flores desabrocham pouco a pouco, lenta e suavemente sob a luz do sol, e a alma, também, nunca deve ser forçada ou coagida, pois desabrocha no momento certo para revelar sua verdadeira beleza e esplendor.

Eileen Caddy,
The Findhorn Garden

Reserve um tempo para observar as flores. Deleite os sentidos e a alma com suas cores, sua textura, sua fragrância e seus sinais. Harmonize-se com sua delicada energia. Cada flor é um portal para outro reino, que conduz à inspiração, à sabedoria, à cura e à alegria. Passe por ele!

Debra Eisenmann e
Heidi Eisenmann-Jones,
Ozark Flower Essences

Por que Flores?

Nossa Deusa Terra contém todo tipo de vida verde imaginável. As plantas fornecem alimento para as pessoas e para os animais, abrigo e material de construção, além de remédios para tratar ferimentos e doenças. As plantas criam o oxigênio que torna possível a vida na Terra e absorvem o dióxido de carbono que expiramos. Elas são as criadoras primordiais da ecologia e da beleza do planeta. Sem a vida vegetal não haveria vida humana ou animal, nem insetos, nem pássaros ou outras coisas vivas. A Terra logo se tornaria inabitável. No entanto, a maioria das pessoas só conhece as poucas variedades de plantas que servem como alimento e algumas variedades de árvores e flores que embelezam os arredores de seus lares. As pessoas, atualmente, não se importam mais com a terra e com as plantas que sustentam a nossa vida.

Devido a esse descaso, principalmente, a Terra, as pessoas e os animais que nela habitam precisam urgentemente de atenção. Ao derrubar as florestas tropicais, transformando cada pedacinho de terra em cidades e centros comerciais, dezenas de espécies vegetais desaparecem para sempre. Também são prejudicados os hábitats naturais de animais selvagens, de pássaros e de insetos, plantas que trariam a cura para doenças graves e a estabilidade do clima e da atmosfera do planeta. A extinção da vida vegetal da Terra nos priva do nosso próprio meio de sobrevivência, e o fim das espécies que produzem flores diminui a alegria e a beleza da Terra.

Atualmente, as plantas são cultivadas com objetivos comerciais e não para consumo próprio, por sua beleza ou variedade. São desenvolvidas por meio da engenharia genética e por isso precisam de fertilizantes químicos e pesticidas. Frutas e legumes são colhidos antes de amadurecer para que não se deteriorem durante o transporte. Antes de chegar à mesa, também podem ser submetidos a longos períodos de armazenamento e a tratamentos químicos. Os alimentos e as verduras comercializadas são cultivados de modo a terem cor, tamanho e índice de crescimento padronizados, sem tolerância de desvios. Dentre as milhares de variedades de milho ou de feijão, por exemplo, algumas poucas são cultivadas para servir como alimento; as outras acabarão se extinguindo. A trágica escassez da batata na Irlanda acontece porque a única variedade que estava sendo cultivada era suscetível a pragas. Atualmente, apenas oito variedades de batatas são cultivadas nos Estados Unidos. É provável, também, que não seja mais possível encontrar as rosas e as ervilhas-de-cheiro que cresciam nos jardins e nas hortas de nossas avós.

No entanto, ainda é possível comprar ou conseguir plantas que eram comuns antigamente. Plantas silvestres crescem em campo aberto e brotam espontaneamente em terrenos cultivados. Além disso, as pessoas ainda trocam mudas e sementes. O trabalho de organizações como Seeds of Change (POB 15700, Santa Fe, NM 87506-5700), Heirloom Seeds (POB 245, W. Elizabeth, PA 15088-0245), e Shepherd's Garden Seeds (30 Irene St, Torrington, CT 06790-6658) ajudam a preservar variedades mais antigas de flores, ervas e legumes. São as chamadas "plantas de herança". Plantações orgânicas com essas variedades mais resistentes e de durabilidade comprovada estão se tornando populares, e são uma outra maneira de preservar a Terra.

As pessoas que começaram a dar atenção ao planeta, a cuidar bem da Deusa Terra, protegendo suas plantas, estão resgatando um conhecimento perdido e antigos modos de vida. Ao longo dos últimos trinta anos, a partir da década de 60, quando houve nos Estados Unidos um movimento de volta ao campo, diversos grupos importantes fizeram da consciência planetária o centro das discussões. Esses grupos incluem o movimento ecológico Earth-First!, a agricultura orgânica e os movimentos *Wiccan*, da Nova Era e da Espiritualidade da Mulher. Algumas de suas principais descobertas foram:

1. Os alimentos cultivados organicamente, a partir de variedades naturais, são mais saudáveis e mais resistentes do que os cultivados comercialmente. Eles também alimentam o planeta.
2. As ervas são tão ou mais eficazes do que as drogas medicinais na cura de doenças. Elas não provocam efeitos colaterais nem causam os danos subseqüentes.
3. As flores podem ser usadas em terapias, assim como as plantas comestíveis e as ervas.
4. Zelar pelo planeta é zelar por todos os que vivem nele.

O tema deste livro é a terapia com flores, particularmente por meio do método vibracional das essências florais. Espero trazer as flores de volta ao uso cotidiano, como instrumentos para promover a cura e o bem-estar. As incontáveis variedades de flores, que existem tanto num jardim como na natureza, oferecem, assim como as ervas, grandes recursos para o tratamento das pessoas, dos animais e da Terra. Juntamente com os conceitos da medicina vibracional e da terapia emocional, o estudo das flores é um campo novo e de imensa importância para o tratamento das pessoas e do planeta.

Esses quatro conceitos — a fitoterapia, o estudo das flores, a terapia emocional e a medicina vibracional — caminham juntos. Quem ingere alimentos saturados de substâncias químicas, manipulados geneticamente e sem teor nutritivo, não é uma pessoa saudável. Nenhum ser humano ou animal terá saúde tomando medicamentos químicos que suprimem os sintomas sem afetar as causas da doença. A saúde limitada apenas ao corpo físico, que não abrange as emoções e a terapia emocional, não é saúde em absoluto. As pessoas (e os animais) não podem se curar num planeta doente, portanto, a cura sempre envolve tanto a Terra quanto seus habitantes. As plantas são fundamentais para a vida deste planeta. As flores têm um papel a desempenhar que pouco foi explorado ou há muito foi esquecido. A beleza delas é um convite para olhar mais de perto e rememorar conhecimentos ancestrais, para aprender uma vez mais com a Deusa Terra. As páginas seguintes são o início desse ato de relembrar.

O Que é Essência Floral?

As flores são o órgão reprodutor das plantas que mantêm a vida na Deusa Terra. Elas são o desenvolvimento mais puro da essência vital da planta e a energia vibratória mais elevada desta, assim como do planeta. A energia da flor é extremamente sutil e purificada, e participa de todos os quatro níveis do ser (físico, emocional, mental e espiritual). Sua vibração é mais rápida e mais etérea do que a da energia humana, por isso ela pode ajudar e elevar a vibração energética humana ou animal. Cada espécie vegetal e cada indivíduo têm um ritmo vibratório único. Quando o ritmo vibratório de uma planta corresponde a algo que falta na energia humana, ela pode repor isso. As flores também podem sintonizar e equilibrar a energia humana nos níveis vibratório e emocional.

Toda vida tem uma freqüência vibratória. A vida das plantas, dos animais, dos insetos, dos pássaros e das pessoas culmina no corpo físico, mas não começa ali, pois, na verdade, é composta de diversos níveis. Embora o corpo físico seja o único visível, há outros quatro corpos que fazem parte dele. São eles o duplo etérico e os níveis emocional, mental e espiritual.

O duplo etérico é uma energia gêmea do corpo físico. Tanto a doença quanto o bem-estar se manifestam primeiro nesse corpo, antes de atingirem o nível físico, por isso a doença física pode ser tratada nesse nível. O corpo emocional é a ponte entre o corpo e a mente, entre os níveis físico e mental. Hoje em dia, o tratamento de saúde é feito principalmente nesse nível, à medida que as pessoas despertam para a emoção e o sentimento, e esclarecem os traumas do passado e de vidas passadas. As essências florais atuam principalmente nesse nível, e também nos níveis mental e espiritual. O corpo mental é a mente criativa: nós somos o que pensamos. Os pensamentos negativos, de dor e de limitação, restringem o nosso crescimento, enquanto os de liberdade nos tornam plenos. O corpo espiritual é quem somos com relação à Deusa e ao universo; todos nós temos um lugar e um valor no plano da Deusa.

Esses quatro níveis são os mais próximos do corpo físico, o qual é criado pela energia elétrica destes. Eles não constituem tudo o que somos, de modo algum. (Descrições mais detalhadas da energia e da estrutura da vida serão apresentadas nos outros capítulos.) No momento, é suficiente dizer que toda vida tem uma freqüência vibratória e se inicia com os quatro corpos vibratórios. As vibrações elétricas extremamente sutis das flores auxiliam na terapia de seres humanos e de animais por meio desses quatro corpos, penetrando no corpo físico pelo sistema nervoso central. As flores reequilibram a energia humana que se desordenou ou ficou sobrecarregada devido ao *stress*, a emoções dolorosas, mudanças súbitas, formas-pensamento negativas, doenças, ou por causa de exaustão física, emocional ou mental. Elas ajudam a sincronizar e harmonizar os quatro corpos vibratórios, e também os chakras desses corpos, e a equilibrar e sintonizar as energias em cada um desses níveis. As flores também ajudam no desenvolvimento do corpo espiritual ao evocar a Deusa que existe dentro de cada pessoa, como ser espiritual.

O desajuste, a falha e o desequilíbrio energético ocorrem principalmente em conseqüência do *stress*, emocional e mental, que é a causa de 85%, ou mais, das doenças do ser humano. Ao usarmos essências florais para corrigir os efeitos negativos do *stress*, prevenimos ou amenizamos as doenças físicas e restabelecemos o nosso equilíbrio emocional. As flores vibram num nível mais elevado como partes da essência mais pura da Deusa e do planeta. Quando usadas em forma de essência, as flores transmitem a vibração etérea da Deusa e afetam os corpos físico e vibratório. As essências florais dão forma ao espírito e trazem a Deusa para o corpo humano ou animal. O nível mais elevado das vibrações dela estimula as vibrações energéticas do corpo, inundando-o de paz, alívio e bem-estar.

As flores sempre foram apreciadas e usadas como remédio. Elas representam expressões de amizade e de amor quando são dadas como presente, servem para confortar os doentes e os aflitos, e são símbolo de alegria e de fidelidade na cerimônia de casamento. Elas sempre provocam sorrisos e expressões de alegria. Na Inglaterra vitoriana, embora a idéia pareça ser originária do Japão e da China, cada tipo de flor tinha um significado específico, e os ramalhetes enviados, particularmente como forma de galanteio, eram mensagens vivas. Os óleos essenciais das flores (diferentes das essências florais) têm grandes propriedades terapêuticas e estimulam transformações e efeitos fisiológicos. O óleo de lavanda é usado para qualquer tipo de tratamento, enquanto o óleo de folhas de chá serve como anti-séptico e para estimular o sistema imunológico. As bruxas, conhecedoras das propriedades mágicas de muitas flores e plantas, usam o cedro e a salva para purificação e o milefólio para proteção. Muitas crianças tiram as pétalas das margaridas dizendo "Bem me quer, mal me quer", ou sopram dentes-de-leão para ver suas levíssimas plumas espalharem-se ao vento. Há flores para cada signo e para cada data de nascimento, e elas têm sido usadas como símbolos e oráculos, presságios e tradições, ao longo de toda a história da Terra.[1]

As flores são também coisas vivas, com uma presença ativa. Elas são providas de consciência, com a qual podemos entrar em contato, e têm muito a nos ensinar. As essências florais criadas em cooperação com a presença ativa da planta são medicamentos muito eficazes. As plantas têm consciência e presença, e aprender a estabelecer contato com os devas das plantas e com as dríades das árvores abre uma nova percepção de outros mundos terrenos. As essências florais são preparadas em conjunto com essa consciência, para o benefício de todos. Ao longo desse processo de preparação, os devas das flores e os seres humanos aprendem a trabalhar juntos uma vez mais, e as essências criadas tornam-se mais fortes e mais indicadas para a cura. A lembrança da colaboração

---

1. Donna Cunningham, *Flower Remedies Handbook: Emotional Healing and Growth with Bach and Other Flower Essences* (Nova York, Sterling Publishing Co., Inc., 1992), pp. 10-19.

entre seres dimensionais é mais um aspecto do processo de recuperação da Terra.

A consciência das plantas é um fato já demonstrado cientificamente. Experimentos realizados com polígrafo por Cleve Backster, na década de 60, comprovaram a existência dessa consciência, a capacidade que elas têm de distinguir uma pessoa que as ameaça de outra que não representa um perigo e a reação delas a situações de risco provocadas por outras plantas e organismos. As plantas expressam emoções e sentimentos com relação aos seres humanos, e têm sentimentos positivos e negativos, preferências e aversões. Elas têm emoções e a capacidade de exprimi-las, reagindo num nível psíquico que praticamente qualquer pessoa pode aprender a perceber. Essa comunicação é usada no processo de preparação das essências florais e tem sido um dos pontos centrais de outros experimentos com plantas. Os pesquisadores Gregor Mendel, Luther Burbank e George Washington Carver falavam abertamente de como entravam em contato com a consciência das plantas que estudavam. As plantas "falavam com eles", e eles eram humildes o suficiente para ouvi-las.[2]

As primeiras essências florais foram desenvolvidas por mulheres muitos séculos atrás, em várias regiões diferentes, particularmente na China, na Índia e na Austrália. Na Europa antiga costumava-se colocar certas folhas e castanhas nos poços de cura para potencializar sua água com essências florais. Esses antigos poços eram locais que pertenciam a Perséfone e a Brede (Bride, Bridgit), as Deusas Virgens das bruxas-curandeiras. Embora ainda existam, quase todos esses poços estão soterrados. Paracelso usava essências florais no século XVI, numa época em que os médicos aprendiam seu ofício com as curandeiras, em quem não acreditavam. A arte de potencializar a água com a energia das flores, para usá-la em tratamentos que visem restabelecer a saúde emocional, material e espiritual, não é nada recente.

---

2. Para informações detalhadas sobre esses experimentos, ver Peter Tompkins e Christopher Bird, *The Secret Life of Plants: A Fascinating Account of the Physical, Emotional, and Spiritual Relations Between Plants and Man* (Nova York, Harper and Row Publishers, 1973).

O conhecimento moderno das essências florais e a retomada do seu uso começaram na década de 30 com o trabalho do homeopata inglês Edward Bach (1886-1936). Inconformado com os danos provocados pelos medicamentos, ele buscou métodos mais suaves. Sendo homeopata, é compreensível que tenha investigado a vibração das plantas. Ele tinha uma sensibilidade aguçadíssima, era capaz de captar informações sobre as flores colocando-as na boca e sentindo os efeitos que produziam nas suas emoções, na sua mente e no seu corpo. Descobriu que certas flores silvestres, colhidas e preparadas em plena florescência e em dias ensolarados, e colocadas num recipiente com água, podiam ser usadas para curar estados emocionais negativos. Bach achava que a dor emocional (definida como preocupação, *stress*, ansiedade, medo, pensamentos negativos e falta de confiança em si mesmo) é a fonte da maior parte ou de todas as doenças físicas. Ele desenvolveu 38 remédios florais para amenizar esses estados, e os experimentou em pessoas e em animais domésticos. Essa pesquisa continuou depois de sua morte.[3] Seu trabalho deu início ao conhecimento moderno das essências florais. Atualmente, existem outras fontes de essências florais em diversos países.

Embora hoje possamos encontrar essências florais preparadas comercialmente, creio que é importante ensinar as pessoas a prepararem suas próprias essências. O processo é simples e barato. As pessoas se sentem naturalmente atraídas pelas plantas de cujas propriedades terapêuticas elas precisam. As flores que podemos ver, tocar, cujo aroma podemos sentir, são muito mais terapêuticas do que as que conhecemos só por meio de bulas ou de livros. Flores são encontradas em toda parte. Desenvolver um contato psíquico com os devas das plantas não é difícil, e o relacionamento com os devas, as dríades e os espíritos da natureza é uma parte significativa da terapia. Igualmente importante é o poder que adquirimos com a preparação das essências. Pode-se acrescentar pedras

3. Bach Centre USA, *The Bach Flower Remedies* (Woodmere, NY, Bach Centre USA, 1983). p. 4 e Diane Stein, *All Women Are Healers: A Comprehensive Guide to Natural Healing*, (Freedom, CA, The Crossing Press, 1990), pp. 234-235.

preciosas às essências florais para aumentar e fortalecer seus efeitos terapêuticos.

Serão apresentadas a seguir informações acerca da preparação e aplicação das essências florais, incluindo aquelas que combinam flores e pedras preciosas, para uso doméstico.

Como Preparar Essências Florais

A essência floral é uma combinação de terra, de ar, de fogo e de água. Ela é preparada com a florescência das plantas, que precisaram de água, da luz do sol, do solo e de dióxido de carbono para se desenvolver. As flores são mergulhadas numa vasilha com água pura que deve ser colocada sobre a terra, onde o Sol e o ar ajudarão a impregnar a água com a essência da planta. Os devas da planta, espíritos do reino angelical que transformam e transmitem a energia de vida da Deusa, dando-lhe a forma de plantas e de flores, transferem então essa forma e esse padrão para a essência floral. A preparação da essência floral é uma pequena representação do processo mágico de desenvolvimento das flores.

Sua preparação, bastante simples, requer apenas utensílios domésticos. São necessários: uma tigela de vidro transparente sem desenhos, uma tesoura, uma xícara de vidro, um funil, garrafas de vidro escuro (qualquer cor que impeça a passagem da luz), um meio conservante (geralmente conhaque) e etiquetas para rotular as garrafas. Para acondicionar a essência final são utilizados dois vidrinhos com conta-gotas de vidro. Todo o material deverá estar impecavelmente limpo, embora não seja necessário fervê-lo; é preferível que esses utensílios e as garrafas não tenham sido usados antes para outros fins. Se escolher a combinação de flores e pedras, você precisará de uma coleção de cristais e de pedras coloridas. Antes de usá-los, deverá lavá-los e purificar a energia deles.

Os recipientes e as garrafas precisam ser de vidro, pois o plástico e o metal contaminam a água. A tigela deve ser transparente, uma vez que cores e desenhos afetam a energia e a transferência dela para a essência. Tigelas grandes para salada têm um preço acessível e são encontradas em qualquer loja de utensílios domésticos ou supermercados. As garrafas para armazenamento e os vidrinhos com conta-gotas deverão ser de vidro colorido (marrom, azul ou verde) para proteger a essência da luz e evitar sua deterioração. Vidrinhos marrons pequenos com conta-gotas (de 15, 30 ou 60 gramas) podem ser encontrados em lojas de alimentos naturais, casas de ervas e em algumas farmácias, embora esteja ficando cada vez mais difícil encontrar esses frascos de vidro, pois eles estão sendo substituídos pelos de plástico. Garrafas grandes para armazenamento das tinturas finais podem ser encontradas em supermercados. Para economizar, compre algum suco de fruta que venha numa garrafa escura e lave-a muito bem.

Outro item necessário é um meio conservante para a essência final, que deve ser colocado na garrafa e no vidrinho. Sem esse meio a essência irá se deteriorar rapidamente, talvez de um dia para o outro, se não antes. O conservante tradicional para essências florais tem sido o conhaque, usado para encher de um terço à metade de cada garrafa e cerca de um terço dos vidrinhos. Ele é o meio mais estável e é recomendado para conservar a essência por um tempo mais longo. Para quem for sensível ao álcool, há duas alternativas: o vinagre branco (o vinagre de maçã tem um sabor mais agradável, mas conserva a essência por menos tempo) ou um chá forte de folhas de *shiso* vermelho, também conhecido por perila. Este último meio foi pesquisado por Molly Sheehan, da Green Hope Farm, que o comercializa. Apenas algumas gotas de essência são transferidas da garrafa para o primeiro vidrinho, e daí para o segundo, de modo que a dose de conhaque que a pessoa consome é muito pequena. As garrafas e o meio conservante são os únicos itens que exigirão alguns gastos.

Para manter a tradição da Deusa, as essências florais mais fortes são preparadas de acordo com os ciclos solar e lunar. Prepare-as na época ascendente do ano e no período de crescimento da Lua. Isso significa que as essências ficam mais concentradas quando preparadas na primavera e no verão, e entre a Lua Nova e a Lua Cheia. Embora eu more na Flórida, onde as plantas florescem o ano todo e a temperatura é sempre amena, meus guias deixam que eu prepare essências só da Festa da Candelária (1º de fevereiro) até o Dia das Bruxas (31 de outubro). O período improdutivo do ano, de outubro a fevereiro, não é o melhor. Por essa razão, as minhas essências são preparadas de preferência durante a Lua Cheia, ou o mais próximo possível desses dias. Só tenho permissão para prepará-las do primeiro dia do ciclo lunar (Lua Nova) até alguns dias depois da Lua Cheia (14º dia do ciclo). Os últimos dez dias do mês lunar, na Lua Minguante, são um período estéril e impróprio para o trabalho com essências. Existem exceções, mas essa é a regra.

Inicie o processo num dia ensolarado, escolhendo, para preparar sua essência, flores que abrem durante o dia. Flores que abrem à noite são mais apropriadas quando as essências são preparadas numa noite de Lua Cheia. Nos capítulos seguintes, serão apresentadas informações acerca das propriedades terapêuticas das flores e das suas combinações com pedras. Suponhamos que você já decidiu que flor (ou flores e pedras) usar. Ela já está disponível e todo o equipamento necessário já foi reunido. Comece o mais cedo possível, no máximo até o meio-dia, enchendo a tigela com água pura. Pode ser água filtrada, mineral ou de fonte. Não use água de torneira. Água destilada não é recomendável, pois não há nenhuma forma de vida nela. Também não deve ser gasosa. Não toque na água ou na parte interna da tigela.

Leve a tigela e a tesoura até o jardim e coloque a tigela com água ao pé da planta, na terra, não sobre concreto. Ponha a tesoura no chão e sente-se ou fique em pé em frente da planta. Procure entrar em estado de meditação. Concentre-se na planta e em suas flores. Admire a beleza delas como parte da Deusa Terra. Faça tudo isso em silêncio. Pare e fique atento por um momento, pois você poderá receber uma resposta; você a ouvirá ou, então, ela surgirá em sua mente, de maneira sutil e suave. A seguir, peça para falar com o deva ou força vital da planta. Pergunte-lhe se a planta está disposta a ceder algumas de suas flores (nunca todas) para você usar na preparação da essência terapêutica. Diga à planta que agradecerá sua doação e que irá honrá-la. Aguarde outra vez pela resposta, que também será suave e sutil.

Se a resposta for favorável (você saberá quando não for), pegue a tesoura e pergunte à planta e ao deva que flores deverão ser usadas. Faça uma pausa em cada florescência e só a corte se sentir que a planta lhe deu permissão para cortá-la. Não toque na flor. Segure a tigela embaixo dela para que caia diretamente na água. Ao contrário de outras pessoas que preparam essências, eu uso flores inteiras e intactas, às vezes até acompanhadas de alguma folha. Uma flor basta, mas, se houver em abundância, colha flores suficientes para cobrir a superfície da água. Escolha apenas as que não apresentem imperfeições e as que a planta concorde em oferecer. Agradeça à planta. Uma oferenda geralmente apreciada é um punhado de fubá ou um pedaço de tabaco orgânico.

Quando as flores estiverem na água, recoloque a tigela na base da planta, ou o mais próximo possível dela, sob a luz do Sol. Peça ao deva da planta para ajudá-lo na preparação da essência e, se você for praticante de Reiki, trace os símbolos do Reiki sobre a tigela. Se preferir usar pedras, coloque-as na tigela antes de despejar a água. Agradeça à planta e ao deva, e deixe a tigela ao Sol durante cerca de três horas ou mais, se houver muitas nuvens no céu que possam encobrir o Sol. As essências preparadas à noite também devem ficar três horas ao luar. Se você tiver animais domésticos, deixe-os presos ou vigie-os bem. Os cachorros são atraídos pela energia da essência e podem beber a água, urinar nela ou pegar as flores para brincar, caso não sejam impedidos. Pássaros, gatos ou animais silvestres também poderão beber da tigela, mas o prejuízo será menor.

Depois de três horas, faça novamente os símbolos do Reiki e leve a tigela para a casa. Não toque na água. Coloque a tigela sobre a pia da cozinha, o lugar mais fácil para trabalhar. Encha as garrafas até a metade, no máximo, com conhaque. Usando uma xícara e um funil, complete-as com a água em que estavam as flores. Não deixe que entrem na garrafa resíduos das plantas ou das pedras; use uma peneira, se necessário. Sempre coloque rótulos nas garrafas, com a data de fabricação e os componentes da essência. Essa é a Tintura Mãe, e se bem tampada e conservada em conhaque, ela durará indefinidamente. Jogue o restante da água e as flores usadas na terra, na base da planta.

A seguir, encha um terço de um vidrinho com o conservante (conhaque, vinagre branco ou *shiso* vermelho). Adicione cinco gotas da Tintura Mãe se for um vidrinho de 15 gramas, sete gotas se for um vidrinho de 30 gramas ou nove se for um de 60 gramas. Complete com água pura. Essa é a sua solução de estoque. Quando se adquire a essência de um fornecedor, é essa a solução que você leva para casa. Ela poderá ser tomada diretamente do frasco ou diluída em água mais uma vez. Para preparar um vidrinho de dosagem, encha um terço do frasco com conservante, adicione dez gotas de solução de estoque e complete com água pura. Você poderá misturar soluções de estoque diferentes no mesmo vidrinho de dosagem, se quiser ingerir diversas essências ao mesmo tempo. É melhor não misturar mais que quatro essências na mesma dosagem. Para usá-las, pingue quatro gotas sobre ou debaixo da língua, duas ou três vezes por dia.

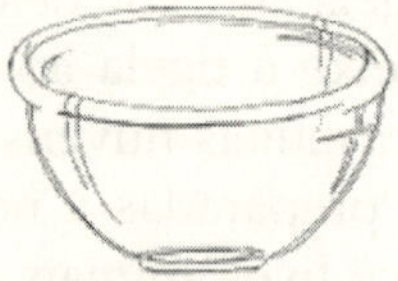

Tigela de vidro transparente

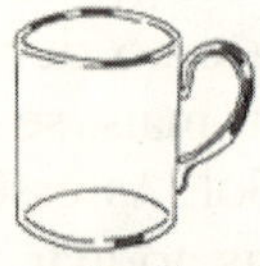

Xícara de vidro

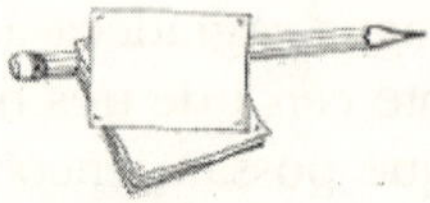

Etiquetas

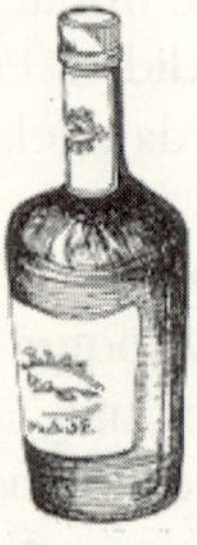

Veículo conservante (conhaque, vinagre de maçã, chá de *shiso* vermelho ou vinagre branco)

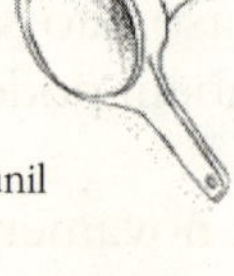

Funil

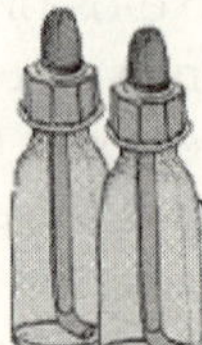

Vidrinhos com conta-gotas

Garrafa de vidro colorido

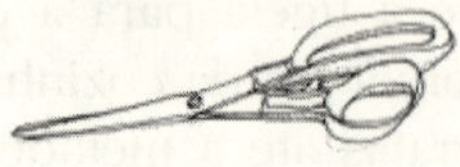

Tesoura

Que Essências Tomar?

A pergunta mais freqüente sobre essências florais é: "Como saber que essências tomar?" As empresas que comercializam essências oferecem centenas de opções, e elas geralmente são vendidas em conjuntos de nove ou mais. Quando você começar a prepará-las, também terá uma variedade de escolhas. Depois de determinar a essência, ou essências, mais apropriada, durante quanto tempo você deverá tomá-la e como saber quando não precisa mais? Uma essência que, num dia, pareça ser a mais apropriada, no dia seguinte, poderá não o ser. Se planeja prepará-la você mesmo, como saber que flores usar? Se decidir acrescentar cristais e pedras, como escolher as mais apropriadas?

Se optar por comprar um conjunto de essências prontas, veja primeiro as indicações dadas pelo fabricante. Qual das essências o atrai, ou parece ser a que você precisa? As indicações do fabricante são apenas uma orientação, e talvez não estejam de acordo com as suas necessidades. Depois, em estado de meditação, pegue os vidrinhos, um por vez, pedindo a seus guias espirituais que o ajudem. Se você tiver uma sensibilidade mais aguçada, o recipiente que contém as energias de que precisa provocará em você uma sensação particular. Sua mão parecerá formigar, ou o frasco dará a impressão de estar mais frio ou mais quente. Talvez você veja uma luz ou cores brilhantes, ou ouça um "sim" ao tocá-lo. Separe essas essências, que podem ser uma ou várias, e consulte as indicações do rótulo. Coloque uma gota de cada debaixo da língua, procurando, em estado de meditação, sentir as impressões que elas lhe causam. Se a essência de fato contiver algo de que você precisa, você terá uma sensação muito agradável. Ela irá acalmá-lo, deixá-lo feliz ou fazê-lo sentir-se cheio de luz. Essas serão as essências apropriadas para você nesse dia em particular, e provavelmente poderão ser usadas durante pelo menos duas semanas.

Prepare seus frascos de dosagem a partir dessas essências; no entanto, é melhor não combinar mais de quatro essências por vez. Se você selecionou um número maior de essências, tire os vidros da caixa e coloque-os um ao lado do outro. Peça interiormente que lhe seja indicada a combinação adequada. Então, tirando um vidro de cada vez, deixe na sua frente só quatro essências, procurando sentir o conjunto. Se ainda perceber uma sensação agradável depois de tirar uma determinada essência do conjunto, elimine-a por enquanto. Caso contrário, coloque-a de volta e repita o procedimento com as demais. Se lhe parecer que nenhuma deve ser eliminada, use todas, mas, lembre-se, as combinações são mais eficazes quando compostas de quatro energias ou menos. Entre novamente em estado de meditação e peça a seus guias espirituais que o ajudem. Use a combinação escolhida durante duas semanas, antes de repetir esse processo.

Outra maneira de selecionar as essências, talvez mais simples, é usar um pêndulo. Pode ser qualquer objeto pequeno pendurado numa linha, um cristal numa corrente de prata ou até mesmo um colar com um pingente. Purifique a energia do pêndulo antes de utilizá-lo. Isso pode ser feito defumando-o com fumaça de salva, deixando-o enterrado em sal marinho durante a noite, ou colocando-o em salmoura de sal marinho ou sob uma pirâmide. Peça a seus guias espirituais ou a outros seres do nível superior para que girem o pêndulo para você, de forma que ele dê uma resposta exata. Solicite também que apenas energias elevadas, vindas da Deusa, movam esse instrumento de adivinhação.

Para usar o pêndulo, primeiro deixe-o pender livremente da sua mão direta, caso seja destro, segurando-o entre o polegar e o indicador. Concentre-se nele e peça a seus guias para que lhe mostrem a resposta "sim". O pêndulo começará a girar, e o padrão do movimento corresponderá à resposta "sim". Repita a operação, dessa vez para determinar a resposta "não": o movimento será diferente. Os movimentos que indicam "sim" ou "não" mudam de pessoa para pessoa, portanto, o que para uma pessoa significa "sim", para outra pode significar "não". Familiarize-se com o uso do pêndulo fazendo algumas perguntas óbvias, todas com respostas "sim" ou "não". "Meu nome é Jane?" "Eu moro numa casa?", etc.

Quando dominar a técnica, comece a fazer perguntas para as quais não saiba a resposta, mas em que não haja envolvimento emocional. Pergunte coisas que não têm importância pois, se você estiver envolvido, precisará aprender a manter a mente neutra ao perguntar, ou o pêndulo simplesmente lhe dirá o que você quer ouvir. Uma vez acostumado com o uso do pêndulo, e confiante de que seus guias espirituais estão dispostos a trabalhar com ele, comece a usá-lo como instrumento terapêutico. Ele pode ser muito útil para ajudá-lo a escolher as essências (e qualquer outra coisa) mais apropriadas e a eliminar as menos úteis. Segure uma essência de cada vez, e pergunte se ela é adequada para você nesse momento. Se deseja usar o pêndulo para *escolher essências* para outra pessoa ou para um animal doméstico, concentre-se na outra pessoa ou no animal enquanto consulta o pêndulo e segura o vidrinho. Mantenha-se em estado de meditação e em contato com os seus guias, tanto quanto possível, enquanto faz a consulta.

Outra maneira de avaliar as essências florais é por meio do teste muscular cinesiológico, em que você usa o seu corpo como pêndulo. Há diversas maneiras de usar esse método. A mais simples é ficar em pé e segurar o vidrinho de essência encostado no chakra do coração (na região central do peito). Feche os olhos e deixe seu corpo oscilar livremente. Se sentir que está inclinando para trás, a essência não é adequada para você, a resposta é "não". Se inclinar para a frente, ela é adequada nesse momento, ou seja, a resposta é "sim". Lembre-se de manter os olhos fechados, deixando o corpo relaxado.

No método cinesiológico, o preferido de Machaelle Small Wright, da Perelandra Flower Essences, só é preciso usar os dedos. Se você for destro, vire a palma da mão esquerda para cima e encoste a ponta do polegar esquerdo na ponta do dedo mínimo. Coloque o polegar e o indicador da mão direita dentro do círculo formado pelos dedos da mão esquerda. Aperte bem os dedos da mão esquerda. Faça uma pergunta que tenha resposta "sim" ou "não", depois pressione levemente os dedos da mão direita contra o círculo formado pelos dedos da mão esquerda. Se a resposta for "sim", o círculo não se romperá facilmente; se for "não", irá se separar sem muita pressão. Se você for canhoto, inverta as mãos. Esse método pode ser usado não apenas para escolher essências, mas para qualquer pergunta que tenha resposta "sim" ou "não".

Diagrama 1.
As Etapas do Teste Cinesiológico[4]

1.

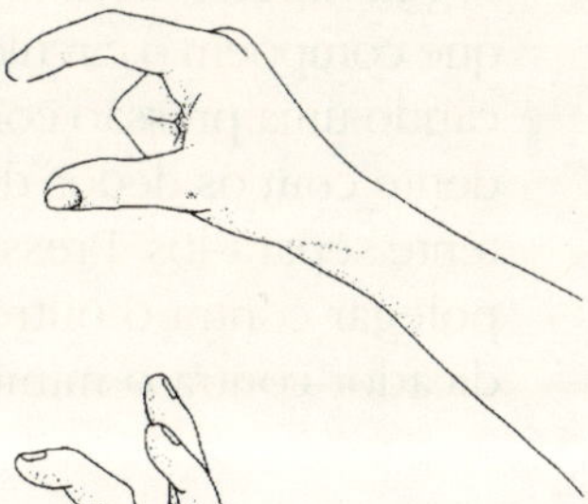

1. Os dedos do círculo: se você for destro, vire a palma da mão esquerda para cima. Encoste a ponta do polegar à ponta do dedo mínimo (não use o indicador). Se for canhoto, use a mão direita.

2.

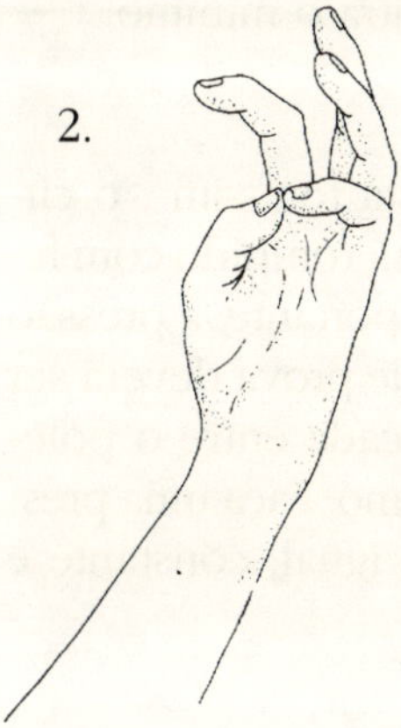

2. Os dedos do teste: para testar o círculo, coloque dentro dele o polegar e o indicador da outra mão, unidos. Esses dedos devem ficar bem dentro do círculo, tocando nele, não devem chegar a formar outro círculo. É como se os dedos do teste repousassem dentro do círculo.

4. Machaelle Small Wright, *Flower Essences: Reordering Our Understanding and Approach to Illness and Health*, Jeffersonton, VA, Perelandra Ltd., 1988), pp. 58-61.

3.

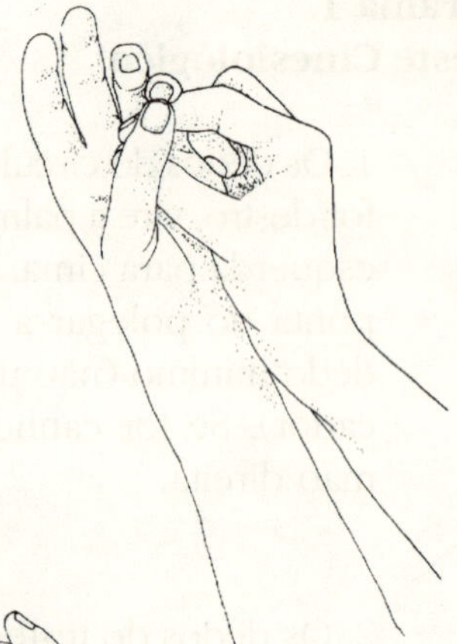

3. Mantendo-os nessa posição, faça uma pergunta em que já saiba que a resposta é sim. A seguir aperte bem os dedos que compõem o círculo e, aplicando uma pressão correspondente com os dedos de prova, tente separá-los. Pressione um polegar contra o outro e o indicador contra o mínimo.

4.

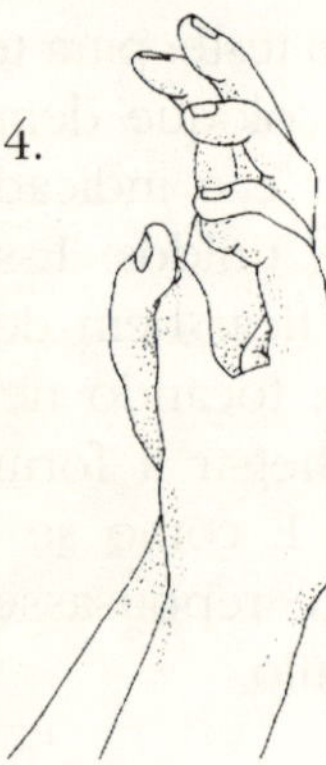

Se a resposta for "sim", o círculo não será rompido com facilidade. Importante: a pressão dos dedos de prova deverá ser igual à aplicada entre o polegar e o mínimo. Faça uma pressão sempre igual, constante e contínua.

4. Depois de ter uma noção bem clara de como é uma resposta positiva, faça uma pergunta que tenha uma resposta negativa. Repita o processo com os dedos. Dessa vez, o círculo se desfará e os dedos se separarão.

O método cinesiológico tradicional requer duas pessoas. Aquela que deseja a informação segura a essência com uma das mãos e estica o outro braço. A outra então pergunta, "Esta essência é adequada para ela neste momento?", e faz uma suave pressão sobre o pulso esticado. Se a resposta for "sim", o braço permanecerá firme; se for "não", a menor pressão fará com que ele caia. Não aplique força, apenas pressão suave e constante.

Para escolher a essência para uma criança ou um animal doméstico, a primeira pessoa toca a criança ou o animal com a mesma mão que segura a essência e estica o outro braço. A outra pessoa aplica uma pressão sobre o pulso da primeira, perguntando: "Esta essência é adequada para esta criança, ou para este cachorro, neste momento?" Se o braço permanecer firme, a resposta é "sim"; se ele cair facilmente, a resposta é "não". Esse método é chamado teste muscular delegado. Quando utilizar qualquer forma de teste muscular ou quando trabalhar com pêndulo, é importante manter-se concentrado no assunto em questão. Faça somente perguntas que tenham resposta "sim" ou "não", formuladas da maneira mais simples e direta possível.

Diagrama 2.
Teste Muscular

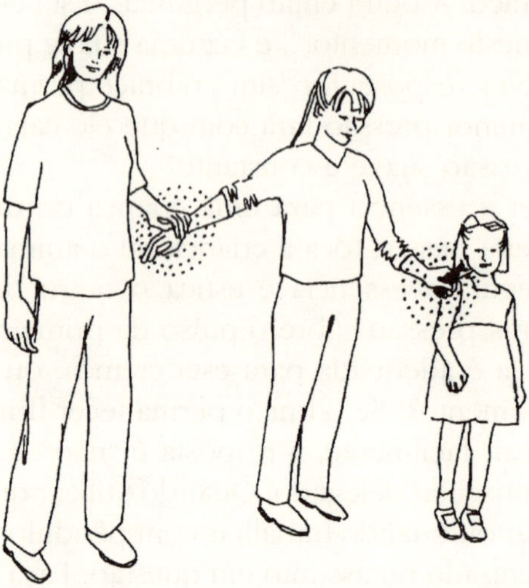

Avaliando a Essência para Outra Pessoa

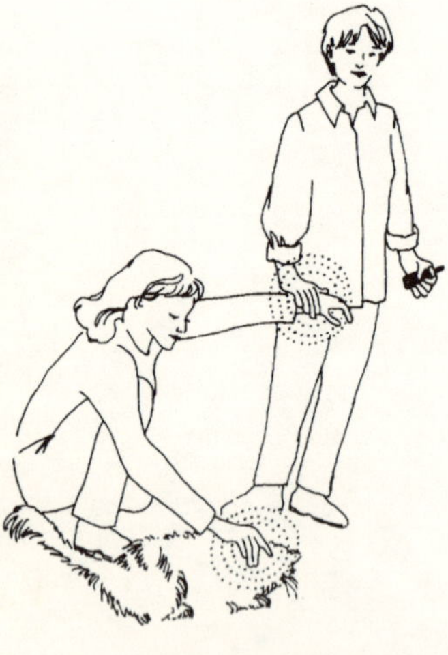

Avaliando a Essência para um Animal Doméstico

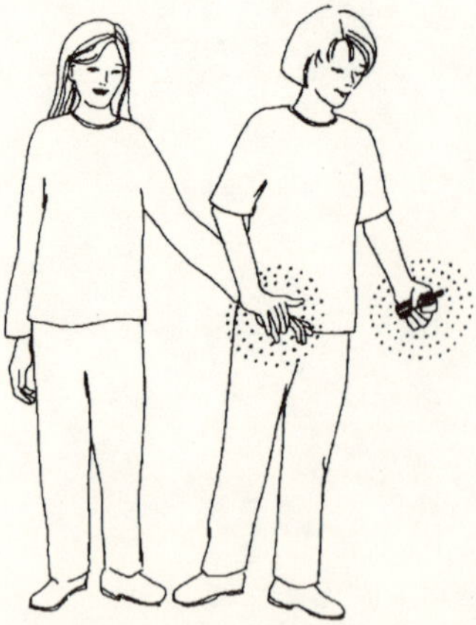

Teste Muscular para Si Mesmo

Qualquer dos métodos descritos o ajudará a escolher a essência floral mais adequada para um dado momento. O ideal seria desenvolver a sensibilidade para conseguir fazer isso com um simples toque, o método definitivo e de maior precisão.

Como Descobrir o Significado das Flores e das Pedras Preciosas

Os métodos do capítulo anterior podem ajudá-lo a determinar a essência mais apropriada num dado momento. Mas como escolher a flor para transformar em essência? E se quiser adicionar pedras às essências, como saber quais combinam com essa flor? As respostas para essas perguntas ainda não são definitivas. Tenho feito essências na Flórida há três anos, e sempre incluo pedras. Escolho as flores e as pedras usando um método muito simples.

Você precisará de um caderno pautado e uma caneta, e talvez uma cadeira para sentar ao ar livre. Quando comecei esse tipo de trabalho, precisava ver a planta viva e tocar na flor para determinar sua utilização. Passado algum tempo, eu não precisava mais desse contato direto. Conseguia fazer isso de memória, com plantas e flores que vira recentemente e com as quais estava familiarizada. Depois, passei a identificar o significado das flores a partir de catálogos, embora as fotos precisem ser em cores e bem nítidas. Fotos em preto e branco ou desenhos não funcionam. Para descobrir o significado das pedras, geralmente é necessário vê-las e tocá-las.

Escolha a flor da qual você queira saber o significado e sente-se em silêncio ao lado dela. Toque-a com a mão esquerda, sem danificar suas pétalas. Em estado de meditação, peça para entrar em contato com a energia vital ou com o deva da planta. Peça para que ele lhe dê a honra de conhecer as propriedades terapêuticas dessa planta quando usada como essência floral. Anote as informações que lhe vierem à mente. Faça isso rápido e logo que receber essas informações, ou é provável que as esqueça. Escreva exatamente o que captar, sem julgamento ou análise. Quando sentir que já recebeu todos os dados, agradeça ao deva e solte a flor. Faça o mesmo com as demais plantas. Você pode avaliar diversas plantas em seqüência, mas se surpreenderá ao ver como isso é cansativo. Trabalhe com apenas algumas por dia, e em dias alternados.

Para determinar o significado das pedras terapêuticas, proceda da mesma forma. As pedras têm energia vital e devas geralmente dispostos a revelar como esses minerais podem nos ajudar. Guias espirituais o ajudarão a se comunicar com os devas das plantas e das pedras, ou eles próprios lhe darão as informações. Segure a pedra com uma das mãos enquanto escreve com a outra. Não confie na memória, ela falhará; anote os significados. Escreva exatamente o que ouvir ou captar, sem fazer nenhum julgamento.

Dois aspectos da energia das flores e das pedras o ajudarão nesse trabalho: sua forma e sua cor. A aparência e o nome da planta ou da pedra podem dar indicações das suas propriedades terapêuticas. Uma flor em forma de corneta pode ajudar a aguçar a clariaudiência, assim como, por exemplo, a tumbérgia, que usei na minha Essência para Canalização II (ver "Combinações Florais"). A espécie Impatiens (beijo), um dos florais de Bach, é usada para acalmar pessoas impacientes e irritadiças, como o nome sugere. As flores chamadas metel (ver Essência para Canalização I, Essência da Alma Antiga e Essência da Mulher Estelar) favorecem o contato com os anjos e a comunicação psíquica com esses seres, assim como as pedras angelita e selenita asa-de-anjo.

No caso das flores de ervas ou de legumes, observe também o uso tradicional da planta como alimento ou medicamento. O milho, por exemplo, é venerado pelos índios norte-americanos por servir como alimento para o corpo e para a alma. Como essência floral, ele pode ser usado por pessoas que precisem se ligar mais aos assuntos mundanos e ao corpo físico, ao mesmo tempo que respeita e favorece a sua energia espiritual. É útil para aqueles que passam muito tempo fora do corpo, em projeções astrais, e que podem não estar dando atenção suficiente às necessidades do corpo físico ou da vida cotidiana. O milefólio, erva usada para tirar a febre, desintoxicar o corpo e equilibrar a taxa de açúcar no sangue, era usado tradicionalmente pelas bruxas para proteger a casa contra a energia negativa. A essência dessa flor (Essência da Proteção I e II, Essência Astral e Essência da Defesa) purifica e equilibra a energia. O mesmo vale para as pedras. O ônix, pedra usada tradicionalmente no luto, quando é componente de uma essência, ajuda a pessoa a superar a tristeza que acompanha o luto e a compreender que a vida é eterna.

A cor da planta ou da pedra também dá indicações das suas propriedades terapêuticas, se tomarmos por base as cores da aura dos seres humanos e dos animais, particularmente as cores dos chakras. Há sete centros principais de energia chamados chakras no duplo etérico humano, e outros treze na aura do corpo emocional. Cada chakra está associado a uma parte específica do corpo e tem coordenadas emocionais e físicas bem definidas. Se a cor de uma flor ou de uma pedra corresponde à de um chakra, você tem aí uma indicação das suas propriedades e aplicações terapêuticas. O azul-claro, por exemplo, é a cor do chakra da garganta, portanto, as pedras ou flores azuis geralmente curam problemas relacionados com a garganta ou com esse centro. Esses problemas incluem a capacidade de falar o que se pensa ou de expressar as próprias necessidades, de entender e expressar os sentimentos e verdades mais íntimos, de estimular a criatividade, de desenvolver a comunicação psíquica e de expressar a raiva de forma construtiva.

Os treze centros de energia do corpo emocional, a linha do hara que está se desenvolvendo em muitas pessoas, geralmente estão relacionados ao propósito de vida desta encarnação. Flores e pedras alaranjadas sintonizam e equilibram o chakra do hara. Ajudam a pessoa a entender, buscar e cumprir seu propósito na vida, e a expressá-lo neste plano de existência. O chakra do ponto transpessoal, localizado um pouco acima do topo da cabeça, estimula a consciência da espiritualidade e a ligação com a Deusa. Flores e pedras brancas ou de tons claros abrem, limpam, sintonizam e desenvolvem esse chakra e a espiritualidade. As duas seções seguintes deste livro apresentam uma análise detalhada dos chakras do duplo etérico e da linha do hara. Para saber a respeito dos chakras dos animais domésticos, ver meu livro *Natural Healing for Dogs and Cats* (The Crossing Press, 1993). Com as informações sobre os chakras que serão dadas a seguir, o significado das cores das flores e das pedras se tornará mais claro. Explicações detalhadas sobre pedras podem ser encontradas também no meu livro *Healing with Gemstones and Crystals* (The Crossing Press, 1996).

Por meio da cor da flor que você pretende transformar em essência, é provável obter informações precisas sobre o chakra a que ela se relaciona. Quando você começar a entender a relação entre as cores e a atividade dos chakras, você terá muitas indicações dos efeitos que a flor causará quando transformada em essência. Quando adicionar à essência pedras com propriedades, cores e usos semelhantes, a energia e os efeitos da essência floral ficarão ainda mais fortes e concentrados. Acrescente a essas informações as suas observações pessoais sobre o nome da planta, sua forma e suas tradições, e você saberá como fazer essa combinação entre flores e pedras. Selecione as pedras que pretende incluir na essência utilizando um pêndulo ou o teste muscular. Sente-se com o caderno na mão, sintonize a planta e anote as informações que receber. As peças do quebra-cabeça se encaixarão e os usos da essência de flores e pedras se tornarão claros. Prepare a essência confiante de que obterá os melhores resultados.

Antes de usar as pedras, é importante purificar a energia delas. Isso é fundamental. Para tanto, use o mesmo método apresentado no Capítulo 4 para limpar o pêndulo. Se isso não for feito, as pedras poderão anular os efeitos da essência floral. Do mesmo modo, um pêndulo não purificado não será preciso e poderá dar respostas incorretas.

Eu sempre acrescento a damburita e o cristal de quartzo transparente ou diamante de Herkimer às outras pedras que utilizo. A damburita suaviza e purifica a energia, além de potencializar as propriedades das outras pedras e da energia da essência. O cristal de quartzo transparente e o diamante de Herkimer estimulam o efeito da essência e clareiam a aura da pessoa à medida que ela usa a combinação.

Minhas essências têm sido usadas por uma grande variedade

de pessoas. Em alguns casos eu indiquei a essência sem esclarecer suas propriedades. Simplesmente lhes pedi que as tomassem e me dissessem depois os efeitos provocados. Em outros casos, eu as coloquei a par do significado da essência, e lhes pedi para me dizer se os efeitos causados eram de fato os que eu previra. Às vezes as pessoas acrescentam algumas definições e significados aos que eu descobri, mas até o momento ninguém me disse que elas atuam de maneira muito diferente do que eu pressupus, quer recebessem instruções antes do uso ou não. As essências também têm sido testadas em animais.

O procedimento para obter informações sobre as flores e as pedras funciona, e é mais simples do que parece. Pode ser necessária certa prática para você se tornar um especialista nesse método, mas qualquer um pode utilizá-lo para preparar suas próprias essências de flores ou para combinar flores e pedras.

Os Chakras da Kundalini

Visto que as essências florais afetam sobretudo os corpos não-físicos, e as cores das flores e das pedras correspondem às dos chakras, é importante que as pessoas que preparam ou usam as essências florais tenham um certo conhecimento da estrutura da alma. Os chakras da kundalini estão localizados na aura do duplo etérico, também conhecida como aura do corpo físico. O duplo etérico é a camada de energia mais próxima ao corpo físico denso, e é considerado o reflexo deste. A doença se manifesta no duplo etérico antes de atingir o corpo físico, por isso, ela pode ser curada e eliminada nesse estágio. O canal central da kundalini, chamado Sushumna, atravessa verticalmente o centro do corpo humano no nível do duplo etérico. Ao lado do Sushumna, e entrecruzando-o, há dois canais menores, o Ida e Pingala. Eles começam na base da coluna (no cóccix) e terminam nas narinas direita e esquerda. Os sete chakras correspondentes do corpo estão localizados no Sushumna, nos locais onde este é atravessado pelo Ida e Pingala. O fluxo da energia nesses dois canais tortuosos faz lembrar a forma da molécula de DNA de duplo filamento. A energia se eleva pelos chakras da kundalini ao longo desses canais.

Nas tradições antigas e modernas, o desenvolvimento espiritual sempre começa com a elevação da energia pelos canais da kundalini, fazendo com que os chakras se abram, se desenvolvam e se purifiquem. Essa disciplina é a base da ioga, da meditação e da maior parte das práticas de desenvolvimento psíquico. À medida que os chakras se enchem de energia, eles ficam livres de bloqueios e são equilibrados, resultando numa saúde física melhor e num maior crescimento psíquico. A energia se desloca em sentido ascendente, passando pelos chakras, os sete centros de energia. Ela vai da base da coluna até o topo da cabeça, do nível físico para o espiritual. Cada chakra serve como medida do desenvolvimento espiritual, e coordena e reflete a anatomia e a saúde física. Cada chakra também relaciona-se com um dos quatro corpos da aura.

Os três primeiros chakras — o chakra da raiz (vermelho), o chakra esplênico (laranja) e o chakra do plexo solar (amarelo) — estão relacionados à sobrevivência do corpo físico. O chakra da raiz está ligado à aura do duplo etérico (corpo físico), o esplênico dá acesso ao corpo emocional em seu nível mais próximo do físico, e o chakra do plexo solar se liga ao nível mais inferior do corpo mental, a mente racional consciente. Os três chakras seguintes — o do coração (verde/rosa), o da garganta (azul-claro) e o frontal (índigo) — definem as necessidades humanas mais elevadas da mente intuitiva e da espiritualidade básica. São as primeiras vias de acesso aos corpos astrais externos.

O centro do coração é o nível mais elevado do corpo mental, a mente intuitiva criativa. Ele dá acesso ao corpo astral e ao plano astral (por meio do chakra do timo, um pouco acima da linha do hara). O chakra da garganta é a sede da comunicação com diversos níveis, e também dá acesso ao padrão etérico, que é uma projeção do corpo físico. A garganta é o primeiro nível do corpo espiritual. O chakra frontal, a segunda camada do corpo espiritual, é o centro psíquico do ser humano. Ele dá acesso, no nível externo, ao corpo celestial, o padrão do eu emocional. O sétimo chakra, o da coroa (violeta), é puramente espiritual e o mais elevado dos três níveis espirituais dos quatro corpos. Está relacionado com o corpo kethérico, a projeção do corpo mental, com o Corpo de Luz e com as estruturas mentais.

Os elementos citados acima são extensões dos sete chakras principais e dos quatro corpos (físico, emocional, mental e espiritual). Essa informação pode ser nova para muitos terapeutas, pois a maioria das pessoas conhece os chakras da kundalini mas não está a par da relação que eles têm com os corpos da aura. No passado, quase toda terapia com essências ou com pedras tinha como objetivo simplesmente equilibrar e purificar os chakras da kundalini. Esses chakras serão relacionados a seguir da maneira mais simples e breve possível. Preste atenção às cores de cada um deles, pois elas equivalem às das flores e das pedras.

Os chakras começam na base da coluna e terminam no topo da cabeça. Embora estejam alinhados ao longo da espinha dorsal (o Sushumna), localizam-se tanto na parte da frente quanto na parte de trás do corpo, e atuam por meio deste. O primeiro é o *chakra da raiz*, localizado no cóccix, na parte de trás do corpo, e no osso púbico, na parte da frente. Esse centro, representado pela cor *vermelha*, está associado às necessidades básicas de sobrevivência, proteção e segurança, e à capacidade de se concentrar na existência física.[5] Do ponto de vista anatômico, esse chakra está relacionado com o quadril, as pernas, a parte inferior das costas, o reto, a vagina e o útero. Ele se liga à aura do duplo etérico; as flores e as pedras vermelhas são usadas para tratar e equilibrar esse chakra.

A seguir temos o *chakra esplênico*, localizado entre o osso púbico e o umbigo, e também alinhado com a coluna. A cor desse chakra e a de suas flores e pedras é *laranja*, ele está relacionado com as necessidades básicas associadas à sexualidade, à auto-estima, ao poder pessoal e ao poder no mundo. Esse centro dá acesso ao nível mais inferior do corpo emocional e abriga a nossa criança interior, que precisa de atenção. As imagens dos traumas desta existência e de vidas passadas ficam guardadas nesse chakra, e a capacidade para dissipar antigas emoções é desenvolvida por meio dele. As partes do corpo associadas a esse centro energético são os ovários, o útero, as tubas uterinas, a pélvis, a região lombar, os rins, a bexiga e o intestino grosso.

O *plexo solar* é o terceiro chakra, localizado na altura das costelas inferiores. De cor *amarela* é ele que recebe, distribui e processa a energia possível a percepção. É a camada mais inferior do corpo mental, que representa a mente racional e consciente. Estão

---

5. A análise de Carolyn Myss influenciou essa versão dos sete chakras. Ver C. Norman Shealy, MD e Carolyn M. Myss, MA, *The Creation of Health: The Emotional, Psychological and Spiritual Responses that Promote Health and Healing*, (Walpole, NH, Stillpoint Publishing, 1988, 1993), pp. 93-119. [*Medicina Intuitiva — Reações Emocionais, Psicológicas e Espirituais que Propiciam a Saúde e a Cura*, publicado pela Editora Cultrix, São Paulo, 1997.]

Diagrama 3.
Os Doze Chakras de Barbara Marciniak[6]

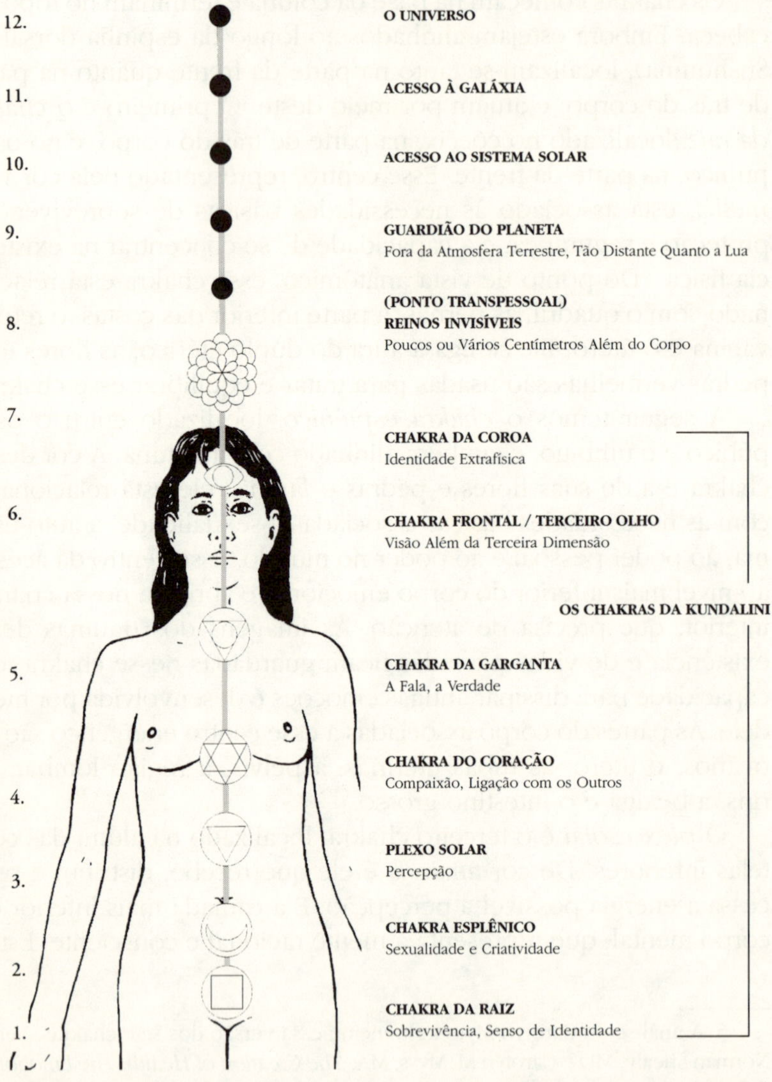

6. O Diagrama dos Doze Chakras é baseado nas informações dadas por Barbara Marciniak, *Bringers of the Dawn*, pp. 55-56, e Barbara Marciniak, *Earth*, pp. 34-35.

Diagrama 4.
Os Níveis da Aura[7]

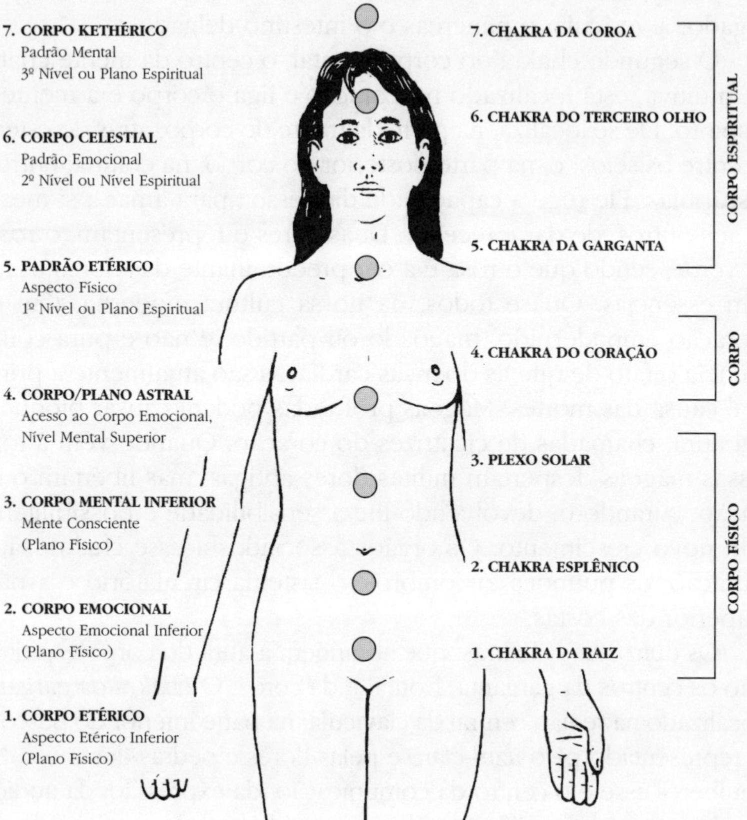

7. Barbara Ann Brennan, *Hands of Light: A Guide to Healing Throught the Human Energy Field* (Nova York, NY, Bantam Books, 1987), p. 47. [*Mãos de Luz*, publicado pela Editora Pensamento, São Paulo, 1990.]

associados a esse chakra a autoconfiança e o instinto de sobrevivência, a habilidade para o comércio e para a matemática, a determinação e a capacidade de aprender e de incentivar a si mesmo. As partes do corpo associadas a esse chakra são o estômago, o fígado, a vesícula, o pâncreas e o intestino delgado.

O segundo chakra do corpo mental, o centro da mente criativa e intuitiva, está localizado no *coração* e liga o corpo e a mente ao espírito. Ele se localiza, na parte da frente do corpo, atrás do esterno e entre os seios, e, na parte posterior do corpo, na coluna, entre as escápulas. Ele rege a capacidade da pessoa para amar a si mesma e aos outros, de dar e receber. Duas cores o representam, o *rosa* e o *verde*, sendo que o rosa é a cor predominante das flores usadas em essências. Quase todos, na nossa cultura moderna, têm um coração empedernido, magoado ou partido, e não é pura coincidência o fato de que as doenças cardíacas são atualmente a principal causa das mortes. Mágoas profundas podem causar bloqueios na aura, chamadas de cicatrizes do coração. Quando vêm à tona, essas mágoas despertam muitas dores antigas, mas libertam o coração, curando-o, devolvendo-lhe a sensibilidade e possibilitando um novo crescimento. Os órgãos associados a esse chakra são o coração, os pulmões, os ombros, o sistema circulatório e a parte superior das costas.

Os outros três chakras, que abrangem a aura do corpo espiritual, são os centros da garganta, frontal e da coroa. O *chakra da garganta*, localizado na região central da clavícula, na parte inferior do pescoço, é representado pelo *azul-claro* e pelas flores e pedras dessa cor. Nas mulheres esse é o centro da comunicação, da expressão, da audição (incluindo a clariaudiência), da receptividade e da criatividade. Ele também dá acesso ao padrão etérico, a cópia do corpo físico. Talvez seja o chakra mais complexo, visto que toda possibilidade de mudança, transformação e cura está ali concentrada, incluindo a capacidade de resolver conflitos do passado, por meio da libertação kármica. É na garganta que a raiva se acumula, e é por meio desse chakra que ela é liberada. As partes do corpo relacionadas a esse centro são a garganta, o pescoço, o maxilar, os dentes, as orelhas e ouvidos médio e interno, e a glândula tireóide.

O sexto chakra, cuja cor é o *índigo*, está localizado acima dos olhos, no centro da testa. É por meio desse chakra, chamado de *chakra frontal* ou terceiro olho, que se vê além das realidades físicas e se penetra no reino psíquico para o entendimento da verdade não-física. Ele forma a segunda camada da aura e dá acesso ao padrão do corpo Celestial. Eu defino esse centro como a sede da Deusa interior, o Não-Vazio das escrituras budistas, e o chakra da coroa como a própria Deusa, ou o Vazio. As partes do corpo a ele associadas são os olhos, a face, o cérebro, os sistemas linfático e endócrino. As flores de azul mais escuro e as pedras de tom índigo combinam com ele.

O *chakra da coroa*, localizado logo atrás do topo da cabeça, é o sétimo da kundalini. Sua cor é *violeta* ou branco com centro dourado. É o terceiro nível do corpo espiritual e dá acesso ao padrão kethérico. Esse centro é a ligação das mulheres com a Deusa e com o Vazio, o lugar onde a vida anima o corpo físico. O cordão de prata que liga os corpos aurais se origina no topo da cabeça e, com o prolongamento desse chakra, estende-se para fora, partindo do corpo espiritual para os demais corpos, o Corpo de Luz e a Alma Suprema. A alma entra no corpo, no nascimento, através do chakra da coroa, e é por ali que o deixa no momento da morte. É por meio desse chakra que tomamos consciência de que temos uma identidade extrafísica e de que somos parte do plano universal da Deusa. As partes do corpo associadas a esse chakra são o sistema nervoso central e a coluna.

Em outra observação sobre a linha da kundalini, Barbara Marciniak descreve o desenvolvimento de cinco novos centros além do da coroa. Esse conjunto de doze chakras equivaleria à futura reconexão dos doze filamentos de DNA. Os chakras continuam ao longo da linha reta central do Sushumna, ligando o indivíduo ao universo. Eles transcendem do corpo e não têm coordenadas físicas, no entanto, algumas essências florais com pedras podem afetá-los. O oitavo chakra, que abrange realidades psíquicas invisíveis, localiza-se alguns centímetros, às vezes vários, acima do topo da cabeça. O nono chakra, tão distante da atmosfera da Terra quanto a Lua, liga o indivíduo à rede energética da Terra, tornando-o um guardião do planeta. O décimo chakra dá acesso a todas as informações sobre o sistema solar; o décimo primeiro, sobre nossa galáxia; e o décimo segundo, sobre os demais planetas e sobre os confins do espaço e do universo.[8] Com o futuro desenvolvimento desses centros, nos tornaremos de fato os seres interplanetários que somos destinados a ser.

8. Barbara Marciniak, *Bringers of the Dawn: Teachings from the Pleiadians*, (Santa Fé, NM, Bear & Co., 1992), pp. 55-56, e Barbara Marciniak, *Earth: Pleiadian Keys to the Living Library*, (Santa Fé, NM, Bear & Co., 1995), pp. 34-35.

A Linha do Hara

Existem canais de energia e sistemas de chakras semelhantes à linha da kundalini do duplo etérico, em outros níveis da aura. Até recentemente, a maior parte dos terapeutas não tinha acesso a esses outros sistemas nem conhecimento sobre eles. No entanto, algumas pessoas começaram a perceber a ativação de novos centros de energia e estão tomando consciência de uma outra série de chakras. Eu denominei esse sistema de energia do corpo astral/emocional da linha do hara, a partir da descrição de Barbara Brennan, de um "nível hárico" composto de três chakras.[9] Embora essa linha e os três centros coincidam com minhas próprias observações, eu percebo que existe um sistema muito mais desenvolvido, composto de treze chakras. Essências de flores e pedras de grande força podem afetar e tratar essa linha e o próprio corpo emocional.

A linha do hara contém informações sobre o nosso propósito na vida, ou seja, a razão de estarmos encarnados neste momento, e pode nos dar instruções sobre como atingi-lo. Quando temos uma idéia clara desse propósito tornamo-nos pessoas mais produtivas, satisfeitas e tranqüilas. Um bloqueio energético nesse nível do corpo emocional dificulta nossos planos e realizações e obscurece a nossa percepção desse propósito. Cada vez mais os terapeutas têm se dado conta de que o corpo emocional deve ser o elemento central de qualquer espécie de tratamento, do corpo físico ao nú-

---

9. Barbara Ann Brennan, *Light Emerging: The Journey of Personal Healing* (Nova York, NY, Bantam Books, 1993), p. 29. [*Luz Emergente: A Jornada da Cura Pessoal*, publicado pela Editora Cultrix, São Paulo, 1995.]

cleo da alma. Como ocorre com a linha da kundalini, os chakras do hara estão associados a cores que correspondem às das flores e pedras, e, por meio de essências, pode-se conseguir tratá-los, juntamente com os corpos a eles relacionados. O nível do hara é de vital importância para os terapeutas e para os métodos de tratamento atuais.

O primeiro chakra do hara, localizado acima da cabeça, é um centro *isento de cores* (todas as cores, nenhuma cor) o qual denominei *ponto transpessoal*. Muitas mulheres têm conhecimento desse centro energético e o localizam no canal da kundalini. Ele é a primeira manifestação da alma na matéria, o primeiro fluxo de energia proveniente da Deusa/Vazio. Ele contém informações acerca da razão de o indivíduo estar encarnado. No corpo, com mente, emoções e espírito próprios. O ponto transpessoal separa e individualiza a alma de sua fonte divina, dando-lhe uma realidade pessoal e uma vida na Terra. Outros nomes para ele são Estrela da Alma e Ch'i Celestial, de acordo com a filosofia Ch'i Kung. Algumas flores brancas e pedras claras ativam esse centro.

A seguir, temos um par de chakras *prateados* localizados atrás dos olhos. Denominei-os de *chakras da visão*. Eles podem ser ativados para usarmos os olhos como *lasers* no tratamento, e também para visualização e manifestação das necessidades por meio do olhar. Considerados como centros secundários, são, porém, fundamentais para terapeutas que usam suas capacidades psíquicas. Algumas pedras cinzentas, iridescentes e prateadas, em combinação com flores brancas, ativam e desenvolvem esses chakras.

Em seguida vem o *chakra do corpo causal*, localizado na parte posterior da base do crânio, onde o pescoço se junta à cabeça. Alguns terapeutas vêem esse importante centro como uma luz *azul-prateada*, enquanto outros o visualizam como um fio *carmesim* enrolado numa meada prateada. As flores e as pedras para tratar esse centro podem ser tanto azuis quanto de tonalidade vermelho-vivo ou rosa-escuro. O corpo causal, descrito como o Todo-Poderoso (o Não-Vazio, ou a Deusa interior), transforma as informações não-físicas (em forma de luz), em consciência, durante a canalização, a psicografia e o trabalho com os guias espirituais. Esse chakra deve ser ativado e equilibrado para que a pessoa se disponha a

Diagrama 5.
A Linha do Hara

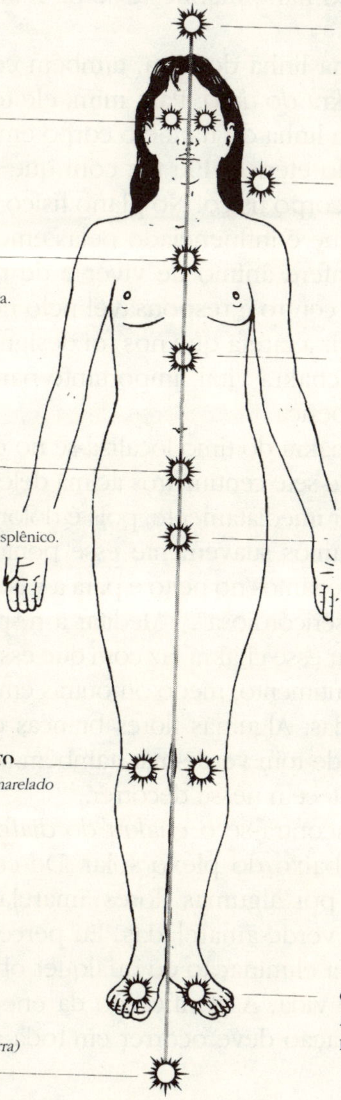

PONTO TRANSPESSOAL
(Ch'i Celestial, Estrela da Alma)
Transparente
Acima do topo da cabeça.
Ligação com a Deusa e com o Universo.

CHAKRAS DA VISÃO
Prata
Pupilas.
Cura a *laser*

CHAKRA DO CORPO CAUSAL
Carmesim
Base do crânio.
Manifestação.

CHAKRA DO TIMO
Verde-mar
Entre o coração e a garganta.
Imunidade e proteção.

CHAKRA DO DIAFRAGMA
Verde-limão
Entre o plexo solar e o coração.
Limpeza e transformação.

O HARA
(Ch'i Original, Tan Tien)
Marrom-alaranjado
Entre os chakras da raiz e esplênico.
Propósito de vida.

CHAKRA DO PERÍNEO
Castanho-avermelhado
Abaixo do chakra da raiz, no períneo.
Transcender o físico.

CHAKRAS DO MOVIMENTO
Verde-folha ou Castanho-amarelado
Progresso na vida.

CHAKRAS DA LIGAÇÃO COM A TERRA
Marrom
Ligação com o físico.

CHAKRA DA TERRA
(Ch'i Terreno, Estrela da Terra)
Preto
Debaixo dos pés.
Ligação com a terra ou com o planeta.

cumprir seu propósito na vida, mas isso só deve ser feito em conjunto com todos os outros chakras da linha do hara. A ativação do corpo causal faz com que o objetivo espiritual da vida da pessoa, incorporado na linha do hara, manifeste-se na realidade física do plano terreno.

O centro seguinte na linha do hara, também considerado um dos principais, é o *chakra do timo*. Para mim, ele tem uma tonalidade *verde-mar*, e liga a linha do hara e o corpo emocional à linha da kundalini e ao duplo etérico. Ele faz com que as emoções se manifestem através do corpo físico. No plano físico, ele fortalece o sistema imunológico, que é influenciado pelas emoções, e, no nível emocional, nos confere ânimo de viver e de nos mantermos nesta encarnação. Esse centro é responsável pelo nosso impulso e entusiasmo para cumprir a tarefa que nos foi designada nesta vida. Ele é, obviamente um chakra vital, importante para o tratamento de todos os tipos de doença.

No corpo físico, o chakra do timo localiza-se no centro do tórax, no osso esterno, cerca de sete centímetros acima deles, dos mamilos. Se você tocá-lo, irá saber imediatamente, pois é dolorido e sensível à pressão. Quando apertamos suavemente esse ponto "despertamos para as mágoas que carregamos no peito e para a vastidão que aguarda uma consciência misericordiosa".[10] Meditar a respeito das sensações provocadas ao tocar esse chakra faz com que essas mágoas (que pode incluir raiva, ressentimento, medo ou outras emoções) venham à tona e sejam dissipadas. Algumas flores brancas e poucas azuis, associadas com pedras de tom verde-mar, também ativam esse centro, e muitas curas acontecem nesse decorrer.

Abaixo do timo, encontra-se o *chakra do diafragma*, no nível desse músculo, logo abaixo do plexo solar. De cor *verde-limão*, esse chakra é ativado por algumas flores amarelas em conjunto com pedras verdes ou verde-amareladas. Eu percebo esse centro como um veículo para a eliminação de qualquer obstáculo à realização do propósito de vida. A purificação da energia bloqueada que impede essa realização deve ocorrer em toda a linha do hara

---

10. Stephen Levine, *Healing Into Life and Death* (Nova York, NY, Anchor Books, 1987), pp. 116-117.

e pode ser bastante profunda, resultando numa limpeza emocional muito grande. Alguns terapeutas que visualizaram esse centro energético o chamam de "chakra do lixo" ou "chakra do vômito". O processo de limpeza sempre é positivo, mas pode não ser agradável no momento em que é feito. Deve-se deixá-lo fluir, simplesmente permitindo que ele aconteça. Observe as sensações e deixe-as ir, sem lutar, resistir ou tentar mudá-las. Aceite a purificação com alegria e envolva-se numa energia de amor.

O centro seguinte é o *chakra do hara*, ou o próprio hara. Conhecido na Ásia desde a Antigüidade, ele fica a cerca de seis centímetros abaixo do umbigo, acima do chakra esplênico da kundalini. Sua cor é o *dourado* tendendo a marrom-alaranjado, podendo adquirir uma tonalidade mais escura durante o tratamento, chegando a ficar quente e vermelho. Ele é ativado por uma variedade de flores e pedras laranja-douradas. Na Ásia, todo trabalho energético começa e termina nesse centro, que é a fonte da encarnação e o local a partir do qual a força da vida emana para o restante do corpo. O chakra do hara liga a vontade de viver com a energia criadora da vida, que vem da Terra, e com o chakra da Terra (ver adiante). O vigor, o poder, a força vital e a capacidade regenerativa também se originam nesse centro quando o chakra está devidamente ligado à Terra.

O *chakra do períneo*, de cor *rubi escura*, é o que vem a seguir. Esse centro energético localiza-se (no corpo emocional) entre a vagina e o ânus. Essa é a entrada por meio da qual a força vital Ch'i da Terra é trazida para o corpo e onde é acumulada para ser distribuída pelo corpo. No Ch'i Kung, é chamado de "portal da vida e da morte". O períneo é o local que ativa a intenção e o propósito de vida, e os fixa firmemente à realidade do plano físico. Existem diversas flores vermelho-escuras que ativam esse chakra, mas apenas algumas pedras.

Atrás dos joelhos há um par de chakras pequenos, chamados *chakras do movimento*. Eles estão associados ao progresso que a pessoa faz na vida. Pessoas que têm dificuldade para cumprir seu propósito na vida ou resistem a ele podem ter dores nos joelhos. As pedras que exercem uma influência positiva sobre esses chakras são as de cor *castanho-amarelado* ou *verde-folha*. Mais abaixo, nas solas dos pés, há outro par de centros energéticos. São os chamados *chakras de ligação com a terra*, e sua cor é o *marrom*. Eles ajudam a pessoa a seguir um caminho que propicie a manifestação de seu propósito na vida. Umas poucas flores de cores incomuns e algumas pedras ativam esse par de chakras.

A linha de energia que começa no ponto transpessoal atravessa o corpo da cabeça aos pés e entra profundamente na Terra, tão fundo quanto a capacidade da pessoa de se firmar no planeta e confirmar sua intenção de estar aqui. O chakra que prende a linha do hara à Deusa Terra é chamado *chakra da Terra*, ou Estrela da Terra. De acordo com a minha percepção, sua cor é *preto brilhante*, e é ativado por flores vermelho-escuras com pedras pretas. Ele fixa a encarnação à realidade física, torna este planeta o nosso lar e coloca o propósito de vida em um contexto terreno. Essa extremidade da linha do hara é o que nos prende à Terra e o que dá estabilidade à nossa existência e ao nosso propósito de vida.

Além dos chakras, a linha do hara é composta por um duplo fluxo de energia. Um deles sai do chakra do períneo, sobe pelas costas, passa por cima da cabeça e desce pelo rosto até o lábio superior; na acupuntura e no Ch'i Kung é chamado de Canal do Governador ou Vaso Governador. O outro começa no lábio inferior, desce pela frente do corpo e termina no períneo; é chamado de Vaso da Concepção. Canais secundários movimentam a energia nas pernas e nos braços. O Ch'i Kung é uma antiga disciplina que descreve os canais do hara e os chakras, de forma semelhante à ioga, que trabalha com a linha da kundalini. Algumas flores e pedras de cores variadas ativam esses fluxos.

As emoções são um fator primordial nos tratamentos de saúde, e os chakras da linha do hara são instrumentos eficazes para promover curas profundas no nível emocional. As essências de flores e pedras que combinam com os chakras da linha do hara possibilitam um contato direto com o corpo emocional e, por meio dele, com os corpos de energia externos, para tratamento do núcleo da alma. O trabalho com os chakras da linha do hara é um recurso terapêutico de enorme importância.

Como Cultivar Suas Flores

Cultivar suas próprias flores, com a ajuda dos devas da natureza, é outra etapa na preparação e no uso das essências florais. No entanto, uma floricultura lhe oferecerá mais opções de plantas adequadas ao seu clima do que você seria capaz de plantar. Procure se informar a respeito das necessidades de cada espécie antes de levá-la para casa. Plantas que precisam de Sol não se desenvolverão adequadamente em quintais em que há muita sombra, e espécies que gostam de sombra poderão não sobreviver se plantadas ao Sol. Decida se prefere plantas anuais, que precisam ser substituídas todo ano, bienais, que florescem no segundo ano e depois morrem, ou perenes, que são mais duradouras. Pretende iniciar seu jardim com sementes, mudas ou plantas mais desenvolvidas? Gostaria de ter um jardim aquático, se tiver condições de mantê-lo? Se houver espaço para árvores que dão flores essa seria uma boa escolha, pois a Terra precisa delas. No entanto, procure saber o tamanho que elas terão quando adultas.

Assim como faço com as essências, prefiro trazer novas plantas para o meu jardim na fase crescente da Lua, que vai da Lua Nova até logo depois da Lua Cheia. Durante esse período, cultive plantas anuais e as que produzem flores ou frutos acima do solo. Na Lua Decrescente, no período que começa alguns dias depois da Lua Cheia e se prolonga até uma semana antes da Lua Nova, cultive bulbos, plantas bienais e perenes que não estejam florescendo e qualquer outra planta cujo fruto nasça debaixo do solo. A Lua Crescente favorece o crescimento das folhas e as florações, e a Lua

Decrescente, os bulbos e as raízes. O último quarto da Lua é considerado infértil e não-adequado para o plantio, mas sim para cuidar da terra, e eliminar ervas daninhas e pragas. Quando o período crescente da Lua estiver em Câncer, o plantio de todo tipo de cultura é favorecido; quando estiver em Libra ou Escorpião, é excelente para flores e trepadeiras em floração.[11] Antes de plantar, assegure-se de que a última geada já tenha caído e de que o clima da sua região seja favorável.

Todo jardim é protegido por um deva, que pode ser evocado para ajudar no seu cultivo. As deusas Flora, Afrodite e Perséfone também adoram as flores. Cada planta também tem seu deva. A energia vital das árvores é chamada de dríade. As dríades são antigas e sábias, mesmo as de árvores mais jovens. Procure entrar em contato com esses seres, acolhendo-os na sua vida e no seu jardim e pedindo-lhes que o ajudem a cultivá-lo. Faça isso com freqüência, em estado de meditação, sentado perto das plantas. Peça-lhes conselhos e ajuda em todo o processo de plantio, e coopere com eles inteiramente. Trate esses seres com afeto e respeito e eles lhe retribuirão com as flores dos seus sonhos.

O Jardim de Findhorn, na Escócia, iniciado em 1962, foi o primeiro jardim moderno conhecido que foi desenvolvido com a cooperação dos devas. Era um lugar estéril de cascalho e areia, sem solo arável, onde só cresciam plantas espinhosas, e tornou-se uma atração em poucos anos. A capacidade de Dorothy Maclean e Eileen Caddy de se comunicar com os devas da terra e das plantas, e a disposição de Peter Caddy em seguir suas orientações trouxeram resultados espetaculares rapidamente. No jardim de Findhorn não se utiliza nenhum tipo de pesticida ou fertilizante químico; ele é totalmente cultivado por meio de métodos orgânicos. O respeito pela vida — das plantas, do solo, dos devas das plantas e daqueles que consomem os produtos da horta — é imenso. Ele produz legumes e flores enormes, originários do mundo todo, inclusive rosas premiadas apesar do solo pobre.

Todo jardim pode ser cultivado com a ajuda dos devas, assim

11. Cynthia Ahlquist, org., *Llewellyn's 1996 Organic Gardening Almanac*, (St. Paul, MN, Llewellyn Publications, 1995), pp. 296-297.

como o de Findhorn, e mesmo que as flores não atinjam três metros de altura, pelo menos serão saudáveis e lindas. O segredo está na cooperação com os devas e no uso de métodos orgânicos que enriquecem o solo, em vez de empobrecê-lo, como fazem os produtos químicos. Em vez de fertilizantes químicos, use esterco e musgo de turfa, e inicie a preparação de um caixote de composto. Faça uma estrutura de madeira com cerca de noventa centímetros de largura e o mesmo de altura. Deixe ao ar livre e coloque ali o seu lixo orgânico: ervas daninhas arrancadas, casca de legumes, chá usado, borra de café e casca de ovos. Não use esterco de animais domésticos, papel tratado ou sobras de carne. Cubra cada camada de folhas e sobras orgânicas com uma camada de terra. Molhe uma vez por semana e revire, com um ancinho, a cada três semanas. Em aproximadamente três meses o composto estará pronto, misture-o com a terra em volta das plantas. Pode-se colocar borra de café em temperatura ambiente em raízes aéreas; uma camada de palha ajuda a protegê-las de pragas.

As pragas também devem ser tratadas com respeito, em consideração à terra. Todo jardim tem pelo menos algumas pragas, mas procure saber primeiro se elas estão realmente prejudicando suas plantas antes de tentar removê-las; lembre-se de que alguns insetos são seus aliados. Retire cada uma das lagartas com a mão e jogue-as em água com sabão. Use armadilhas e barreiras de feromônio, pulverização com água ou água com sabão, terra diatomácia, bicarbonato de sódio e insetos predadores úteis como joaninha, hemeróbio, nematódeos e vespas parasitas. Esses insetos podem ser comprados em floriculturas orgânicas ou entregues pelo correio. Se for necessário um controle mais rigoroso, faça uma pulverização com pesticidas produzidos com bacilos orgânicos, pois estes atacam a praga sem afetar a planta ou o planeta. O bacilo mais conhecido é o *Bt* (*Bacillus thuringiensis*) que ataca lagartas; o pesticida à base de *Bt* é vendido em muitos lugares sob uma variedade de nomes. Experimente sulfato de cobre em vez de fungicidas químicos. Use produtos químicos só quando for absolutamente necessário, ou quando nenhuma alternativa orgânica for possível.

Informações a respeito desses métodos podem ser obtidas em

floriculturas (que estão começando a trabalhar com métodos orgânicos), na Secretaria da Agricultura do seu Estado e em uma grande variedade de livros. As séries sobre jardinagem da Sunset, particularmente a *Garden Pests & Diseases* (Sunset Publishing Group, 1993) e a revista *Organic Flower Gardening* (Rodale Press) são publicações indicadas para quem está começando a se interessar por esse assunto. Há um número cada vez maior de livros e publicações a respeito, pois as pessoas estão cada vez mais preocupadas em preservar o planeta.

É importante preparar as essências com plantas que não estejam contaminadas por produtos químicos e pesticidas tóxicos. (Naturalmente, nunca use plantas venenosas.) Embora muito pouco da matéria física da planta esteja presente na essência, os resíduos químicos podem ser nocivos. As essências florais constituem um método terapêutico que deve ser preparado com plantas que crescem de maneira natural. Quando as cultivamos e eliminamos as pestes com processos orgânicos, os devas e as dríades do jardim também ajudam a controlar as pestes e a desenvolver plantas fortes. Plantas saudáveis, bem cuidadas e nutridas, assim como acontece com as pessoas e com os animais, são muito resistentes a pragas e a doenças.

Este livro é indicado para aqueles que estão se iniciando na arte de preparar e usar essências florais com pedras. É apenas o começo de um campo de terapia holística. As essências proporcionam equilíbrio emocional e a cura emocional, mental e espiritual. Elas estabilizam, limpam e acalmam, promovendo o crescimento espiritual e a cura do núcleo da alma, além de estimular as mudanças positivas e a paz interior. Faça bom uso delas, com as bênçãos da Deusa, e prepare-as e use-as com beleza e alegria. Segue-se uma seleção de essências com combinações de flores e pedras.

Duzentas e uma Combinações de Essências de Flores e Pedras Preciosas

Essência Arcangélica

Flor: *Glicínia (Wisteria sinensis), azul*
Pedras: *Lápis-lazúli, Aventurina Azul, Angelita, Damburita, Cristal de Quartzo Transparente*
Chakra: *do Terceiro olho*

- Estimula a capacidade de estabelecer contato e se comunicar com as presenças angélicas de nível mais elevado, com guias espirituais, com outros terapeutas e auxiliares extraplanetários, com a própria alma e com a Deusa.
- Ajuda no desenvolvimento, nas curas psíquicas e na cura de si mesmo; aguça a clarividência, a clariaudiência e o dom da canalização.
- Ajuda a pessoa a se tornar um canal para informações e curas psíquicas de nível mais elevado; favorece o contato com o corpo de luz, com o plano mental, terrestre e intergaláctico.

Essência Astral

Flor: *Milefólio (Achillea millefolium), cor-de-rosa*
Pedras: *Kunzita, Turmalina Cor-de-rosa, Morganita, Damburita, Cristal de Quartzo Transparente*
Chakra: *do Coração*

- Alivia e protege o coração vulnerável e equilibra as emoções conflitantes desta vida e de vidas passadas.
- Dissipa mágoas e ressentimentos do passado.
- Estimula a cura dos corpos emocional e astral, aproxima o duplo etérico do corpo físico. Inspira segurança, proteção e alegria.

Essência Balsâmica

Flor: *Peônia (Paeonia lactiflora), branca*
Pedras: *Ortoclásio (Pedra-da-lua), Topázio Azul, Celestita, Damburita, Cristal de Quartzo Transparente*
Chakra: *do Timo*

- Ajuda a extravasar a angústia e a raiva e ajuda a passar por períodos difíceis, de muito sofrimento.
- Ameniza o sentimento de culpa, a repreensão e a crítica voltadas para si mesmo; incentiva a pessoa a deixar o tempo curar as feridas; ameniza a depressão.
- Aumenta a consciência da imortalidade da alma e inspira paz interior e aceitação.

Essência Corpo e Alma

Flor: *Esponjeira (Calliandra haematocephala), vermelha*
Pedras: *Quartzo Rosa, Turmalina Cor-de-rosa, Granada, Damburita, Cristal de Quartzo Transparente*
Chakra: *do Períneo*

- Aumenta a confiança com relação à aparência pessoal e a imagem de si mesmo.
- Ensina-lhe que "Você é a Deusa".
- Reforça a sensação de estar no corpo e o respeito por ele. Facilita a passagem por essa encarnação e desenvolve a percepção da alma.

Essência da Abundância

Flor: *Queureutéria (Koelreuteria formosana), amarela*
Pedras: *Pirita, Esmeralda, Peridoto, Damburita, Cristal de Quartzo Transparente*
Chakra: *do Plexo solar*

- Favorece a prosperidade, a abundância, o sucesso e o sentimento de merecer o melhor.
- Estimula a capacidade de receber e de manifestar.
- Aumenta a força interior, a sorte e a capacidade de planejar.
- Cura úlceras.

Essência da Aceitação

Flor: *Malva-rosa (Althaea rosea), branca*
Pedras: *Turquesa, Água-marinha, Sílica, Damburita, Cristal de Quartzo Transparente*
Chakra: *do Timo*

- Cura mágoas e tristezas do passado.
- Ajuda a rever o passado trazendo à tona dores antigas e mágoas passadas.
- Ameniza o desespero, a depressão e a desesperança.
- Substitui a raiva pela aceitação e ajuda a suportar as situações de solidão.
- Ameniza o processo de luto; ajuda a superar esse período difícil e a continuar a viver.

Essência da Alegria

Flor: *Cana (Canna x generalis striatus), vermelha/dourada*
Pedras: *Opala Mexicana, Âmbar, Cornalina, Damburita, Cristal de Quartzo Transparente*
Chakra: *Hara*

- Fortalece o amor à vida, aumenta a paz de espírito e a vitalidade e estimula o conhecimento do propósito da vida.
- Espiritualiza a sexualidade; ajuda nos casos de depressão; dissipa a apatia e dá alegria de viver.

Essência da Alegria

Flor: *Gladíolo (Gladiolus), cor-de-rosa*
Pedras: *Quartzo Rosa, Turmalina Cor-de-rosa, Ortoclásio (Pedra-da-lua), Damburita, Cristal de Quartzo Transparente*
Chakra: *do Coração*

- Traz alegria e contentamento e aumenta o entusiasmo pela vida.
- Traz de volta a inocência e estimula a valorização dos prazeres simples.
- Ajuda a pessoa a recuperar a alegria depois de períodos dolorosos e acelera a recuperação de doenças.
- Aumenta a vontade de viver e de seguir em frente; estimula a capacidade de amar e de voltar a amar.

Essência da Alma Antiga

Flor: *Metel (Datura metel), púrpura*
Pedras: *Ametista Rutilo, Sugilita, Ortoclásio (Pedra-da-lua), Damburita, Diamante de Herkimer*
Chakra: *da Coroa*

- Facilita o entendimento do ciclo nascimento, morte e renascimento.
- Estimula o desenvolvimento e a transformação da alma; ajuda a alcançar objetivos e a aprender as lições da vida.
- Incentiva o máximo crescimento kármico; ajuda a curar o núcleo da alma e restaurar o DNA de doze filamentos.
- Fortalece bodhisattvas, almas antigas e almas gêmeas; propicia iluminação; incentiva o serviço em benefício das outras pessoas.

Essência da Amabilidade

Flor: *Bignônia-da-flórida (Bignonia), laranja*
Pedras: *Calcita Laranja, Âmbar, Cornalina Papoula, Damburita, Cristal de Quartzo Transparente*
Chakra: *Esplênico*

- Dissipa lembranças dolorosas e traumas desta vida; suaviza a dor emocional, as dores físicas, o medo, os pesadelos e os ataques de pânico.
- Ajuda no tratamento de artrite e reumatismo.
- Aumenta a delicadeza e amabilidade.

Essência da Antiga Sabedoria

Flor: *Nenúfar (Nymphae spp.*), púrpura*
Pedras: *Ametista, Fluorita Púrpura, Selenita, Damburita, Diamante de Herkimer*
Chakra: *da Coroa*

- Ajuda a transcender o sofrimento para se entrar em contato com a sabedoria espiritual e a passar pelo processo de transformação que a faz se tornar uma alma antiga.
- Evoca orientação da Alma Suprema, dos anjos e dos guias espirituais; estimula o crescimento espiritual.
- Favorece as transformações; ajuda a atingir a iluminação nesta vida e a pagar as dívidas kármicas.

Essência da Ascensão

Flor: *Jacinto (Hyacinthus orientalis), branco*
Pedras: *Ortoclásio (Pedra-da-lua), Opala Branca, Selenita, Damburita, Diamante de Herkimer*
Chakra: *Ponto transpessoal*

- Direciona o auxílio de outras dimensões para os quatro corpos (físico, emocional, mental e espiritual).
- Favorece o contato com tratamentos e terapeutas de outras dimensões, reinos e planetas.
- Abre e purifica os chakras da linha da kundalini e do hara, e os fluxos energéticos.
- Repara os danos no núcleo da alma, a fragmentação da alma e do DNA de doze filamentos; contribui para a ascensão.

* Spp., abreviatura usada na nomenclatura de zoologia e botânica para indicar a existência de subespécies em determinadas espécies de animais ou plantas (N.T.).

Essência da Assimilação

Flor: *Botão-de-ouro-cubano (Xyris pallida), amarelo*
Pedras: *Topázio Dourado, Apatita Amarela, Citrino Natural, Damburita, Cristal de Quartzo Transparente*
Chakra: *do Diafragma*

- Limpa, purifica e liberta; catalisa a energia interior e favorece o desenvolvimento espiritual e as transições da vida.
- Ativa e aumenta gradativamente a energia vibratória, equilibra a distribuição de energia e alinha os corpos energéticos.
- Purifica e equilibra o corpo de luz e favorece todos os tipos de assimilação.
- Trata os sintomas de náusea e os distúrbios digestivos; é calmante.

Essência da Aura

Flor: *Hibisco (Hibiscus rosa sinensis), amarelo*
Pedras: *Aventurina, Citrino Natural, Berilo ou Topázio Dourado, Damburita, Cristal de Quartzo Transparente*
Chakra: *do Diafragma*

- Limpa a aura e os corpos sutis, liberta a pessoa de entidades obsessivas e de apegos, e cura desequilíbrios na aura e no corpo sutil.
- Purifica e expande o campo de energia.
- Assegura o otimismo e a paz interior.
- Contribui para o tratamento da artrite.

Essência da Bênção

Flor: *Cosmo (Cosmos spp.), multicor*
Pedras: *Turquesa, Água-marinha, Esmeralda, Damburita, Cristal de Quartzo Transparente*
Chakra: *do Timo*

- Reverencia a unicidade em todas as formas de vida e ensina a obter bênçãos para si mesmo e para os demais.
- Estimula a atitude de dar e receber e promove a harmonia nos trabalhos em grupo. Facilita a comunicação com os animais.
- Aumenta a capacidade de perdoar e ameniza a culpa, a vergonha e a mágoa; inspira alegria.

Essência da Boa-noite

(Preparar ao luar numa noite de Lua Nova ou Cheia)

Flor: *Boa-noite (Ipomea spp.), branca*
Pedras: *Ortoclásio (Cor-de-pêssego), Opala Mexicana, Aventurina Cor-de-pêssego, Damburita, Diamante de Herkimer*
Chakra: *Hara*

- Traz informações e percepções psíquicas para o nível consciente; auxilia no desenvolvimento psíquico.
- Purifica e equilibra os chakras da linha do hara; torna mais fácil o contato com os guias espirituais, com os anjos e com a Deusa.
- Ajuda a realizar o propósito de vida e a encontrar o melhor caminho para cumprir essa tarefa.

Essência da Caminhada pela Terra I

Flor: *Gloxínia (Sinningia speciosa), castanho-avermelhada/branca*
Pedras: *Granada, Ametista Rutilo, Cianita Preta, Damburita, Cristal de Quartzo Transparente*
Chakra: *do Períneo*

- Desobstrui os fluxos energéticos do hara e da kundalini, da Terra e do céu, do chakra da raiz e da coroa.
- Ajuda a equilibrar a ligação do plano terreno com o propósito e a consciência espiritual.
- Leva a pessoa a se comportar como um ser espiritual consciente.
- Dá apoio aos agentes de cura da Terra para que eles não se desequilibrem ao manipular a energia psíquica.

Essência da Caminhada pela Terra II

Flor: *Gloxínia (Sinningia speciosa), púrpura/branca*
Pedras: *Ametista Rutilo, Ortoclásio (Pedra-da-lua), Labradorita, Damburita, Cristal de Quartzo Transparente*
Chakra: *da Coroa*

- Desenvolve a clarividência e as viagens fora do corpo.
- Ajuda o agente de cura a fazer diagnósticos por meio da clarividência e a executar curas a distância.
- Proporciona maior entendimento e equilíbrio durante as transformações da Terra, e ajuda os agentes de cura da Terra em sua tarefa de orientar as almas no momento da morte.
- Ajuda a acumular e a transmitir energia psíquica.

Essência da Clarividência

Flor: *Violeta (Viola odorata), índigo*
Pedras: *Lápis-lazúli, Aventurina Azul, Azurita, Damburita, Cristal de Quartzo Transparente*
Chakra: *do Terceiro olho*

- Ajuda a encontrar a verdade espiritual e o senso de propósito; facilita o desenvolvimento dos dons psíquicos e espirituais.
- Promove a integridade, a clarividência e a clariaudiência; estimula a mediunidade.
- Auxilia no contato com os guias espirituais; propicia a união com a Deusa, com o corpo mental e com o plano energético.
- Harmoniza o corpo de luz, favorece a limpeza linfática e equilibra os meridianos.

Essência da Compaixão

Flor: *Rosa–ouro vermelho (Rosa spp.), cor-de-rosa/dourada*
Pedras: *Aventurina, Kunzita, Calcita Âmbar, Damburita, Cristal de Quartzo Transparente*
Chakra: *do Plexo solar*

- Equilibra a vontade com a compaixão e inspira confiança na Deusa.
- Ajuda a aprender a se libertar de mágoas do passado; facilita à mente se render ao coração e à alma.
- Favorece a expressão das emoções e dos sentimentos; confere equilíbrio emocional e mental e paz interior.

Essência da Confiança

Flor: *Hibisco (Hibiscus rosa sinensis), cor-de-rosa*
Pedras: *Kunzita, Lepidolita, Quartzo Rosa ou Morganita, Damburita, Cristal de Quartzo Transparente*
Chakra: *do Coração*

- Suaviza o sofrimento advindo da confiança e inocência traídas; ajuda na recuperação de traumas causados por estupro e incesto.
- Ajuda a superar mágoas; ajuda nos casos de múltipla personalidade.
- Torna mais fácil superar a dor de ser traído; restabelece a fé na vida e na Deusa.
- Inspira calma e esperança.

Essência da Coragem

Flor: *Agave (Agave americana), laranja*
Pedras: *Quartzo de Pecos, Cornalina, Ágata Laranja, Damburita, Cristal de Quartzo Transparente*
Chakra: *Hara*

- Dá coragem para seguir em frente a despeito de qualquer dificuldade; aumenta a força interior e a percepção do propósito de vida e da consciência de si mesmo.
- Acaba com o hábito de se fazer de vítima e com traumas provocados por maus-tratos; dissipa a raiva.

Essência da Coroa

Flor: *Rosa–reine des violettes (Rosa spp.), púrpura*
Pedras: *Ametista Rutilo, Turmalina Cor-de-rosa ou Violeta, Labradorita Azul, Damburita, Diamante de Herkimer*
Chakra: *da Coroa*

- Abre e purifica os canais e os chakras das linhas do hara e da kundalini, e dissipa os bloqueios energéticos.
- Remove influências negativas, inclusive implantes feitos por alienígenas, protege de entidades obsessoras e de ataques psíquicos.
- Facilita o contato com terapeutas e auxiliares intergalácticos para proteção contra influências maléficas e ataques.

Essência da Criação

Flor: *Lírio-aranha (Hymenocallis spp.), branco*
Pedras: *Ametista, Sílica, Larimar, Damburita, Cristal de Quartzo Transparente*
Chakra: *da Garganta*

- Estimula a criatividade e a manifestação artística; elimina os bloqueios do artista. Auxilia na canalização, dá inspiração e ajuda a se relacionar com os guias, com as musas e com a Deusa.
- Acalma, cura dor de cabeça e enxaqueca e reduz o *stress.*

Essência da Criança Interior

Flor: *Bela-emília (Plumbago capensis), azul*
Pedras: *Angelita, Ágata de Laço Azul, Cianita, Aventurina Azul, Cristal de Quartzo Transparente*
Chakra: *da Garganta*

- Ajuda a expressar as verdades do coração e a liberar a raiva.
- Facilita o contato com a criança interior, aumenta a liberdade pessoal; estimula a criatividade e ajuda o artista a superar seus bloqueios.
- Favorece a comunicação, aumenta a paz interior e acalma.
- Cura a dor de cabeça, a enxaqueca e a dor de garganta.

Essência da Cura Sexual

Flor: *Açafrão (Curcuna spp.), laranja*
Pedras: *Aventurina Laranja, Aventurina Amarela, Calcita Laranja, Damburita, Cristal de Quartzo Transparente*
Chakra: *Esplênico*

- Traz luz e energia terapêutica para o útero; facilita a cura dos problemas sexuais. Cura traumas ligados a abusos sexuais, estupros e incestos.
- Ajuda a superar experiências negativas ligadas ao nascimento ou ao parto.
- Trata problemas no útero ou na vagina; auxilia na recuperação de episiotomia e histerectomia.
- Aumenta a capacidade de apreciar o sexo e o próprio corpo, e favorece o orgasmo.

Essência da Defesa

Flor: *Milefólio (Achillea millefolium), multicor — branco, cor-de-rosa, amarelo*
Pedras: *Pérola, Âmbar, Lepidolita, Damburita, Cristal de Quartzo Transparente*
Chakra: *do Plexo solar*

- Ajuda nos casos de esgotamento e fadiga; diminui a vulnerabilidade; reduz o *stress*. Protege os chakras da negatividade e dos fatores de esgotamento psíquico; evita o envolvimento nos problemas dos outros.
- Indicada para terapeutas, assistentes sociais, ativistas, etc.

Essência da Deusa Estrela

Flor: *Estrela-do-egito (Pentas lanceolata), cor-de-rosa clara*
Pedras: *Quartzo Rosa, Ortoclásio (Pedra-da-lua), Quartzo Rutilo, Damburita, Diamante de Herkimer*
Chakra: *do Corpo causal*

- Ajuda a entrar em contato com a sabedoria da Deusa Estrela; auxilia no ritual Wiccan, na Arte da Deusa e ajuda a realizar rituais à luz da Lua.
- Favorece o trabalho mediúnico, a canalização, as viagens astrais; estimula a espiritualidade.

Essência da Deusa Interior

Flor: *Azaléia (Rhododendron spp.), branca*
Pedras: *Fluorita Púrpura, Água-marinha, Quartzo Elestial, Diamante de Herkimer, Cristal de Quartzo Transparente*
Chakra: *da Coroa*

- Favorece a ascensão — a união do corpo físico com os corpos da alma — e a realização da Deusa ou Deusa interior.
- Aumenta o conhecimento interior e a paz de espírito, estimula a espiritualidade, conduz ao crescimento e à cura interior.
- Facilita o contato com o corpo de luz e com a alma; ajuda na comunicação com os guias espirituais e estimula a mediunidade.

Essência da Devoção

Flor: *Extremosa (Lagerstroemia indica), lavanda*
Pedras: *Ametista, Sugilita, Turmalina Cor-de-rosa, Damburita, Cristal de Quartzo Transparente*
Chakra: *da Coroa*

- Favorece a união entre o intelecto e as emoções.
- Acalma, equilibra e estimula a responsabilidade, a sobriedade e a aceitação de si mesmo.
- Aumenta o amor incondicional e o amor-próprio, aprofunda a devoção e ajuda na meditação.

Essência da Doçura I

Flor: *Ervilha-de-cheiro (Lathyrus odorata), lavanda*
Pedras: *Sugilita, Ametista Canadense, Quartzo Rosa, Damburita, Cristal de Quartzo Transparente*
Chakra: *da Coroa*

- Deixa a vida mais doce e tempera a tristeza com alegria.
- Dá certeza e segurança espiritual, e inspira a confiança na Deusa.
- Acalma, propicia um sono reparador, elimina medos e pesadelos.

Essência da Doçura II

Flor: *Ervilha-de-cheiro (Lathyrus odorata), multicor*
Pedras: *Âmbar, Quartzo Rosa, Ágata de Laço Azul, Damburita, Cristal de Quartzo Transparente*
Chakra: *Todos os chakras da kundalini*

- Ajuda na abertura dos chakras; estabiliza e equilibra a energia.
- Faz a pessoa enxergar a alegria e a doçura da vida; abre o coração.
- Estimula a aprender a sentir, a confiar e a expressar os sentimentos.
- Aprofunda a segurança e a proteção interiores; inspira a confiança na Deusa, na vida e em si mesmo; traz paz interior.

Essência da Encarnação

Flor: *Flamboyant (Delonix regia), vermelho/dourado*
Pedras: *Granada, Rubi, Ametista Rutilo, Damburita, Diamante de Herkimer*
Chakra: *da Raiz*

- Aumenta a fertilidade, ajuda o nascimento e fortalece a vontade de viver.
- Estimula a força vital, ativa o DNA de doze filamentos e elimina o karma.
- Facilita a reencarnação e traz a força da alma para o corpo.

Essência da Esperança

Flor: *Sete-léguas (Podranea ricasoliana), lavanda/cor-de-rosa*
Pedras: *Lepidolita, Kunzita Cor-de-rosa, Ametista Rutilo, Damburita, Cristal de Quartzo Transparente*
Chakra: *do Coração*

- Dá esperança com relação à vida e estimula a confiança na Deusa.
- Restaura a aura do corpo astral/emocional e traz paz de espírito e emocional.
- Contribui para curar as feridas emocionais e produz uma sensação de calma e equilíbrio.

Essência da Espiritualidade

Flor: *Magnólia (Magnolia grandiflora), branca*
Pedras: *Ortoclásio (Pedra-da-lua), Ametista Rutilo, Sugilita, Damburita, Cristal de Quartzo Transparente*
Chakra: *da Coroa*

- Favorece o desenvolvimento espiritual e psíquico; ajuda a aprender a meditar. Facilita a comunicação com os guias espirituais e com a Deusa.
- Leva à aceitação de uma nova maneira de ser, ajuda a alcançar níveis de consciência além do físico e aumenta a consciência de si mesmo.

Essência da Estabilidade

Flor: *Rosa–bibi maizoon (Rosa spp.), cor-de-rosa*
Pedras: *Quartzo Rosa, Kunzita Cor-de-rosa, Lepidolita, Damburita, Diamante de Herkimer*
Chakra: *do Coração*

- Equilibra e cura o coração e as emoções; acalma e conforta.
- Estimula e ajuda as profundas transformações emocionais; cura mágoas antigas gradualmente.
- Cura o corpo emocional, o gêmeo astral, a criança interior e o núcleo da alma; contribui no tratamento e no equilíbrio do centro do coração; cura doenças do coração.
- Cura a partir das camadas mais profundas.

Essência da Estrela

Flor: *Estrela-do-egito (Pentas lanceolata), cor-de-rosa*
Pedras: *Kunzita Cor-de-rosa, Cobaltita, Quartzo Rosa, Damburita, Cristal de Quartzo Transparente*
Chakra: *do Corpo causal*

- Abre o chakra causal; faz com que a sabedoria da estrela se manifeste; aumenta a consciência das verdades universais.
- Amplia a consciência da Terra, do universo e da Deusa; estimula a comunicação com os guias estelares.

Essência da Eternidade

Flor: *Extremosa (Lagerstroemia indica), branca*
Pedras: *Ortoclásio (Pedra-da-lua), Diamante, Quartzo Rutilo, Damburita, Cristal de Quartzo Transparente*
Chakra: *Ponto transpessoal*

- Fortalece os laços matrimoniais durante a vida e além dela, incentiva a união, a fidelidade, a verdade e a sinceridade nos relacionamentos; aprofunda o elo de amor entre as almas.
- Inspira o amor total e o amor incondicional e propicia a aproximação das almas gêmeas.

Essência da Expansão Espiritual

Flor: *Sultana (Impatiens sultana), branca*
Pedras: *Selenita, Quartzo Branco, Ortoclásio (Pedra-da-lua), Damburita, Cristal de Quartzo Transparente*
Chakra: *Ponto transpessoal*

- Ameniza a ansiedade, a raiva, o *stress* e a preocupação, ao libertar a pessoa dos limites do tempo e da mente.
- Ajuda a sentir a bem-aventurança do Vazio e a transcender o plano material e terreno.
- Estimula o despertar espiritual e proporciona uma visão mais clara do que é importante ou real na vida.
- Fortalece a fé na proteção e no plano da Deusa.

Essência da Facilidade

Flor: *Jacobínia (Jacobinia spp.), cor-de-rosa*
Pedras: *Turmalina Cor-de-rosa, Kunzita Cor-de-rosa, Ortoclásio (Pedra-da-lua), Damburita, Diamante de Herkimer*
Chakra: *do Coração*

- Dá vigor e tranqüilidade ao coração; confere paz de espírito e ajuda na cura de doenças do coração.
- Aumenta a alegria e a capacidade de expressar amor e favorece o contato com as próprias emoções e com as emoções das outras pessoas.

Essência da Família da Mulher

Flor: *Chuva-de-ouro (Cassia fistula), cor-de-pêssego/dourado*
Pedras: *Citrino Natural, Ortoclásio Cor-de-pêssego ou Multicor, Rodocrosita, Damburita, Cristal de Quartzo Transparente*
Chakra: *do Coração*

- Reforça a abertura à Família da Mulher; cura danos decorrentes de misoginia, do racismo, da opressão causada pela obesidade, e da homofobia.
- Reabilita a Terra dos estragos provocados pela guerra e manifesta, através do coração, um planeta reabilitado.

Essência da Felicidade

Flor: *Ipê-açu (Tabebuia pentaphylla), cor-de-rosa*
Pedras: *Quartzo Rosa, Morganita ou Lepidolita, Turmalina Cor-de-rosa, Damburita, Cristal de Quartzo Transparente*
Chakra: *do Coração*

- Traz à tona e elimina padrões negativos do karma, cura mágoas, ressentimentos e sentimentos de perda; ameniza o desespero, a solidão e a aflição.
- Favorece a cura dos corpos emocional e astral.
- Traz de volta a alegria de viver e a felicidade.

Essência da Força

Flor: *Sete-sangrias (Cuphea glutinosa), púrpura*
Pedras: *Ametista, Ametista Rutilo, Ortoclásio (Pedra-da-lua), Damburita, Cristal de Quartzo Transparente*
Chakra: *da Coroa*

- Tranqüiliza e conforta o espírito; acalma a agitação mental.
- Reduz a ansiedade e o medo; aumenta a força espiritual e a coragem.
- Estimula a comunicação com os guias.

Essência da Força Vital

Flor: *Gengibre-vermelho (Nicolci elatior), vermelho*
Pedras: *Espinélio, Quartzo de Neve, Damburita, Cristal de Quartzo Transparente*
Chakra: *do Períneo*

- Purifica e equilibra a força vital, aumenta a vontade de viver.
- Equilibra a alma e o corpo, e traz o entendimento espiritual da doença física.
- Traz serenidade nos casos de doenças terminais e ajuda no tratamento de doenças do sangue.

Essência da Galáxia

Flor: *Nenúfar (Nymphae spp.), índigo*
Pedras: *Lápis-lazúli, Aventurina Azul, Azurita, Damburita, Diamante de Herkimer*
Chakra: *do Terceiro olho*

- Ajuda a entrar em contato com a sabedoria dos antigos, das estrelas e de outras galáxias e planetas.
- Facilita a canalização e o conhecimento psíquico; desenvolve o dom da telepatia e inspira a empatia.
- Desobstrui, purifica e cura o corpo de luz.
- Facilita o contato com os canais de energia da Terra e com o reino angelical e ajuda em todos os processos de cura.

Essência da Graça Angelical

Flor: *Rosa–rosto de anjo (Rosa spp.), rosa-lavanda*
Pedras: *Kunzita, Quartzo Cor-de-rosa, Selenita, Damburita, Diamante de Herkimer*
Chakra: *do Coração*

- Aumenta a percepção do reino angélico e da presença dos anjos; facilita o contato com os anjos guardiães e com a orientação divina.
- Inspira dignidade, perdão, compaixão, amor universal, amor-próprio e paz interior; promove a cura de feridas e traumas emocionais.

Essência da Harmonia

Flor: *Junquilho (Narcissus spp.), amarelo/branco*
Pedras: *Fluorita Amarela, Citrino Rutilo (natural), Ortoclásio (Pedra-da-lua), Damburita, Cristal de Quartzo Transparente*
Chakra: *do Plexo solar*

- Aumenta a confiança em si mesmo e garante uma auto-imagem positiva e um ego equilibrado.
- Aumenta a lucidez; ajuda a impor limites; facilita o contato com as outras pessoas, ajudando a expressar o carinho e a se comportar gentilmente.
- Estimula a consideração, a cooperação e a harmonia consigo mesmo e com o mundo.

Essência da Honestidade

Flor: *Malvaísco (Malviavuscus arboreus), vermelho*
Pedras: *Espinélio ou Rubi, Granada, Pirita, Damburita, Cristal de Quartzo Transparente*
Chakra: *da Raiz*

- Ajuda a viver no plano terreno, a diferenciar a verdade da falsidade e a realidade da ilusão.
- Encoraja a pessoa a ser sincera e honesta, a demonstrar mais competência na vida cotidiana e a viver com mais honestidade.
- Ajuda a combater a anemia e as doenças do coração.

Essência da Iluminação

Flor: *Nenúfar (Nymphae spp.), branco*
Pedras: *Selenita, Ortoclásio (Pedra-da-lua), Berilo Transparente (Goshenita), Damburita, Cristal de Quartzo Transparente*
Chakra: *Ponto transpessoal*

- Purifica todos os níveis do corpo físico e da aura, equilibra e alinha os corpos astral e de luz.
- Elimina bloqueios desse chakra, liberta de apegos negativos e de entidades, dissipa acúmulos energéticos de vidas anteriores.
- Elimina a negatividade, inunda a aura e os corpos com luz, ou energia de cura, e estreita a relação com a Deusa.
- Ajuda na purificação e libertação kármica; restaura o DNA de doze filamentos e regenera em todos os níveis.

Essência da Imagem

Flor: *Tuna (Opuntia spp.), amarela*
Pedras: *Âmbar, Âmbar Calcita, Aventurina ou Apatita, Damburita, Cristal de Quartzo Transparente*
Chakra: *Hara*

- Produz a sensação de ter um lugar no mundo e de ter o direito de estar aqui. Acalma, estabiliza e tranqüiliza.
- Melhora a imagem de si mesmo, produz a sensação de ser querido e ajuda uma adolescência difícil.
- Cura problemas ligados à alimentação, como a anorexia, a obesidade e as úlceras gástricas.

Essência da Kundalini

Flor: *Capoque (Bomliax ceilia), vermelho*
Pedras: *Quartzo Elestial, Granada, Cianita Preta, Damburita, Cristal de Quartzo Transparente*
Chakra: *da Raiz*

- Fortalece o útero e o ovário, equilibra a sexualidade feminina e regulariza a menstruação.
- Cura traumas causados por abusos sexuais e estimula o orgasmo.
- Ajuda nas questões de sobrevivência.
- Estimula o amor à vida; ajuda a despertar e equilibrar a kundalini, e estimula mudanças.

Essência da Lua

(Preparar ao luar durante a Lua Cheia)

Flor: *Rainha-da-noite (Cereus peruvianus), branca*
Pedras: *Ortoclásio (Pedra-da-lua), Lápis-lazúli, Azurita, Damburita, Cristal de Quartzo Transparente*
Chakra: *do Terceiro olho*

- Estabelece comunicação com a Deusa; facilita a execução de rituais à luz da Lua e em homenagem à Deusa.
- Favorece o trabalho psíquico; propicia o contato com os guias espirituais, com os anjos e com outros auxiliares desencarnados.
- Oferece proteção; ajuda na meditação; aumenta a sabedoria das mulheres e da Lua.
- Atua como afrodisíaco.

Essência da Lucidez

Flor: *Portulaca (Portulaca grandiflora), amarela*
Pedras: *Calcita Âmbar, Topázio Dourado, Citrino Rutilo, Damburita, Cristal de Quartzo Transparente*
Chakra: *do Plexo solar*

- Acalma e estabiliza a mente, confere lucidez mental e equilibra o corpo mental.
- Atua como estimulante intelectual, intensifica a capacidade de fazer escolhas e de tomar decisões, e favorece a assimilação de idéias e de informações.
- Cura a depressão, as doenças mentais, a confusão mental e a perda de memória.

Essência da Luz

Flor: *Solandra (Solandra nitida zucs.) ou Metel (Datura metel), amarelo*
Pedras: *Selenita, Fluorita Transparente, Quartzo Rutilo, Damburita, Cristal de Quartzo Transparente*
Chakra: *Ponto transpessoal*

- Favorece o contato com os anjos, com os devas, com os guardiães planetários e com outros auxiliares e terapeutas extraplanetários.
- Facilita o contato com a Terra e com a rede galáctica, e a ativação do corpo de luz.
- Auxilia na preservação do planeta; fortalece a canalização e a cura do núcleo da alma; restaura o DNA de doze filamentos.
- Estimula a ativação da energia de luz e propicia a comunicação com a Deusa e com as Deusas.

Essência da Luz Dourada

Flor: *Dartrial (Cassia alata), amarela*
Pedras: *Opala, Âmbar, Topázio, Damburita, Cristal de Quartzo Transparente*
Chakra: *do Plexo solar*

- Leva luz para as trevas; ajuda a invocar a Deusa.
- Equilibra os chakras e ajuda a purificá-los e a desenvolvê-los.
- Reduz a negatividade, ajuda a afastar entidades e amenizar apegos.

Essência da Luz Interior

Flor: *Rosa–festa verde (Rosa spp.), creme*
Pedras: *Topázio Champanhe, Âmbar, Opala Branca, Damburita, Cristal de Quartzo Transparente*
Chakra: *da Coroa*

- Cura e equilibra todos os chakras da linha da kundalini e os fluxos de energia.
- Fortalece a aura e a inunda de luz; acalma, equilibra e estabiliza a energia da aura.
- Produz uma sensação de segurança e a confiança de sermos amados pelas outras pessoas e pela Deusa.
- Favorece a confiança no universo e no processo da vida, ajuda nos períodos de transição e ensina o amor universal.

Essência da Mãe

Flor: *Hibisco (Hibiscus rosa sinensis), cor-de-pêssego*
Pedras: *Ortoclásio Cor-de-pêssego, Topázio Champanhe, Coral Cor-de-rosa, Damburita, Cristal de Quartzo Transparente*
Chakra: *Esplênico*

- Aumenta a fertilidade, ajuda a concepção e a gravidez, propicia um útero saudável, facilita o parto.
- Auxilia na amamentação.
- Beneficia mães, bebês e crianças.

Essência da Mãe Kali

Flor: *Tulipa-da-áfrica (Spathodea campanulata), vermelha*
Pedras: *Granada, Turmalina Veludo Negro, Obsidiana, Damburita, Diamante de Herkimer*
Chakra: *do Períneo*

- Trata das questões de encarnação e morte, de karma e renascimento.
- Elimina entidades obsessivas e apegos, cura a negatividade da aura, transmuta padrões kármicos negativos.
- Dissolve a raiva e o ressentimento, dissipa os pensamentos negativos.

Essência da Maturidade I

Flor: *Flamboyant (Delonix regia), amarelo*
Pedras: *Ortoclásio (Pedra-da-lua), Citrino Natural, Topázio Dourado, Diamante de Herkimer, Cristal de Quartzo Transparente*
Chakra: *do Plexo solar*

- Ajuda a superar a timidez e a ser autêntico; incentiva o reconhecimento das verdades pessoais.
- Auxilia na transição da adolescência para a fase adulta.
- Propicia a consciência de si mesmo, aumenta a autoconfiança e diminui a vulnerabilidade.

Essência da Maturidade II

Flor: *Barba-de-barata (Poinciana pulcherrima), vermelha/dourada*
Pedras: *Granada, Âmbar, Jasper Vermelho, Damburita, Cristal de Quartzo Transparente*
Chakra: *Hara*

- Manifesta no plano terreno o propósito de vida; dá maturidade espiritual e sexual; ajuda no processo de atingir a maioridade.
- Aumenta a estabilidade e a responsabilidade; dá força para atingir os objetivos desejados.

Essência da Meditação

Flor: *Árvore-de-são-tomás (Baubinia variegata), lavanda*
Pedras: *Sugilita, Ametista Rutilo, Turmalina Preta, Damburita, Cristal de Quartzo Transparente*
Chakra: *da Coroa*

- Ajuda na meditação, no desenvolvimento espiritual e aumenta a compaixão.
- Incentiva a espiritualidade na vida cotidiana, inspira o amor incondicional e relacionamentos mais espiritualizados.
- Fortalece a comunicação com os guias e com a Deusa e a consciência e contato com o Vazio e com o Não-Vazio.
- Cura o corpo mental e fortalece a vontade de atingir a iluminação nesta encarnação.

Essência da Mente

Flor: *Espinho-de-jerusalém (Parkinsonia aculeata), amarelo*
Pedras: *Topázio Dourado, Berilo Dourado, Venturina, Damburita, Cristal de Quartzo Transparente*
Chakra: *do Plexo solar*

- Equilibra e estimula o poder mental; fortalece o desenvolvimento do intelecto, da intuição, da mediunidade; ajuda o aprendizado e a criatividade.
- Favorece a receptividade e a consciência de si mesmo, facilita a aceitação de novas idéias e o desenvolvimento do intelecto; estimula o corpo mental e ajuda nas viagens astrais.

Essência da Mulher em Transformação

Flor: *Mandevila (Mandeville splendens), cor-de-rosa*
Pedras: *Quartzo Rosa Cristalino, Kunzita Cor-de-rosa, Turmalina Cor-de-rosa. Damburita, Cristal de Quartzo Transparente*
Chakra: *do Coração*

- Cura o coração e favorece a cura e a libertação emocionais.
- Dissipa mágoas e traumas deixados por maus-tratos sofridos no passado, no presente e em vidas anteriores.
- Ajuda a transformar os padrões kármicos. Desenvolve o amor-próprio e a alegria de viver.

Essência da Mulher Estelar

(Preparar na Lua Nova)

Flor: *Trombeta-cheirosa (Datura suaveolens), cor-de-pêssego*
Pedras: *Ortoclásio (Pedra-da-lua), Labradorita, Azurita, Damburita, Diamante de Herkimer*
Chakra: *Ponto transpessoal*

- Melhora a assimilação da sabedoria que emana da Estrela, de outros planetas e de outras dimensões.
- Evoca as Plêiades, a Deusa, os guias espirituais e ajuda na canalização.
- Ajuda no tratamento espiritual, restaura o DNA de doze filamentos e inspira consciência espiritual.

Essência da Paciência

Flor: *Beijo (Impatiens spp.), vermelho*
Pedras: *Granada, Espinélio Vermelho, Ametista Canadense, Damburita, Cristal de Quartzo Transparente*
Chakra: *da Raiz*

- Aumenta a força vital em períodos de doença, de debilidade e de fadiga.
- Dá paciência para suportar e aceitar o processo de doença.
- Auxilia na recuperação depois de cirurgias, fortalece e acalma, ajuda em momentos de preocupação e de medo.
- Fortalece em casos de hemorragia, cura anemia e diminui a fraqueza física.

Essência da Paz

Flor: *Flor-de-são-miguel (Petrea valubilis), azul-clara*
Pedras: *Azurita, Angelita, Celestita, Damburita, Cristal de Quartzo Transparente*
Chakra: *da Garganta*

- Acalma; propicia paz de espírito e mental; traz felicidade, alegria de viver e bem-estar.
- Estimula o relacionamento com guias espirituais, com o eu interior e com a alma; ameniza todas as doenças.

Essência da Percepção

Flor: *Jacinto (Hyacinthus orientalis), azul*
Pedras: *Ágata Azul, Ágata de Laço Azul, Cianita, Damburita, Diamante de Herkimer*
Chakra: *do Corpo causal*

- Desenvolve e aumenta a percepção consciente de outras dimensões, e cura fragmentação da alma e danos no núcleo da alma.
- Facilita a entrada nas redes de energia mental, terrestre e galáctica; aumenta a percepção planetária e interplanetária.
- Ajuda a direcionar e a receber os guias espirituais, os anjos e outros auxiliares e terapeutas extraplanetários.

Essência da Prosperidade

Flor: *Forsítia (Forsythia spp.), amarela*
Pedras: *Peridoto, Crisóprase, Citrino Natural, Damburita, Cristal de Quartzo Transparente*
Chakra: *do Plexo solar*

- Favorece o sucesso, a abundância e a prosperidade.
- Aumenta a capacidade de receber e a habilidade de fazer manifestar a abundância.
- Diminui a cobiça, a inveja e o ciúme; inspira a generosidade.
- Ajuda a moderar os gastos e a administrar bem o dinheiro, encoraja a gastar e a economizar com sabedoria; equilibra a alegria de gastar consigo mesmo com a de gastar com os outros.

Essência da Proteção I

Flor: *Milefólio (Achillea millefolium), branco*
Pedras: *Ortoclásio (Pedra-da-lua), Pérola, Diamante de Herkimer, Damburita, Cristal de Quartzo Transparente*
Chakra: *Ponto transpessoal*

- Faz manifestar a pureza de espírito e dá proteção espiritual.
- Purifica a aura; afasta entidades obsessoras; diminui apegos e ataques psíquicos.
- Favorece o crescimento espiritual e inunda a aura de luz.

Essência da Proteção II

Flor: *Milefólio (Achillea millefolium), amarelo*
Pedras: *Citrino Natural, Pirita, Topázio Dourado, Damburita, Cristal de Quartzo Transparente*
Chakra: *do Plexo solar*

- Protege da energia negativa; repele ataques psíquicos e entidades negativas.
- Faz diminuir a inveja e os pensamentos e emoções negativos.
- Promove uma perspectiva positiva em situações de pressão, atua como antidepressivo; aumenta a coragem e protege os curiosos.

Essência Purificante

Flor: *Dente-de-leão (Taraxacum officinale), amarelo*
Pedras: *Citrino Natural, Peridoto, Calcita Âmbar, Damburita, Cristal de Quartzo Transparente*
Chakra: *do Diafragma*

- Limpa o corpo emocional e libera emoções reprimidas desta vida e de vidas anteriores.
- Estimula a cura de traumas passados e o progresso.
- Equilibra a energia, suaviza dores no corpo e facilita a digestão; relaxa a tensão muscular e cura doenças do sistema urinário.

Essência da Rainha da Noite

(Preparar ao luar em noite de Lua Cheia)

Flor: *Flor-da-noite (Selenicereus grandiflorus), branca*
Pedras: *Ortoclásio (Pedra-da-lua), Opala Branca, Quartzo Branco, Damburita, Diamante de Herkimer*
Chakra: *Ponto transpessoal*

- Aumenta a ligação com a Deusa e com a Lua; facilita rituais em noite de Lua, favorece o contato com a Deusa interior.
- Reforça os rituais do amor, do prazer e das mulheres; aumenta a energia, a mágica e a meditação em grupo.
- Fortalece os laços de amor e melhora o relacionamento sexual entre lésbicas; favorece a união espiritual; facilita o orgasmo; une amantes astrais e físicos.

Essência da Raiz

Flor: *Hibisco (Hibiscus rosa sinensis), vermelho*
Pedras: *Granada, Rubi, Turmalina Preta, Damburita, Cristal de Quartzo Transparente*
Chakra: *da Raiz*

- Promove problemas sexuais; ajuda na recuperação de traumas provocados por maus-tratos e incestos.
- Restaura a força vital, aumenta a vontade de viver, ajuda a resolver questões de sobrevivência.
- Aumenta a força física e emocional, protege, liga à terra, dá a sensação de se estar em segurança e no corpo físico.

Essência da Receptividade

Flor: *Lilás (Syringa vulgaris), púrpura*
Pedras: *Ametista Rutilo, Sugilita, Lepidolita, Damburita, Cristal de Quartzo Transparente*
Chakra: *da Coroa*

- Facilita as relações com pessoas, situações e coisas novas; aumenta a flexibilidade.
- Ajuda a aceitar a mudança e o crescimento espiritual.
- Diminui a agitação mental e ajuda na meditação.
- Alivia dores no pescoço e nas costas; auxilia nas situações de insônia e reduz o *stress*.

Essência da Recuperação

Flor: *Hibisco (Hibiscus rosa sinensis), branco*
Pedras: *Ortoclásio (Pedra-da-lua), Quartzo Rosa, Turmalina Cor-de-rosa, Damburita, Cristal de Quartzo Transparente*
Chakra: *Ponto transpessoal*

- Ajuda a superar problemas de abandono, diminui a solidão, ajuda a curar ressacas, facilita o entendimento entre adultos e crianças.
- Aumenta a determinação e a independência; estimula a valorização de si mesmo; aumenta a autoconfiança; fortalece o sentimento de unidade com todas as formas de vida.

Essência da Revelação

Flor: *Trevo (Trifolium), branco*
Pedras: *Ortoclásio (Pedra-da-lua), Quartzo Branco, Azurita, Damburita, Cristal de Quartzo Transparente*
Chakra: *Chakras da visão*

- Ajuda a ver o que deve ser visto, remove bloqueios desta vida e de vidas anteriores, revela o que está oculto.
- Ajuda a aumentar a clarividência, a mediunidade e a profecia; propicia o conhecimento com relação a vidas futuras.
- Ajuda em casos de distúrbios da visão e dos olhos.

Essência da Terceira Idade

Flor: *Buganvília (Bougainvillea spp.), branca*
Pedras: *Pérola, Opala Branca, Fluorita Transparente, Damburita, Diamante de Herkimer*
Chakra: *Ponto transpessoal*

- Favorece as transformações: a aceitação do envelhecimento, das mudanças e da morte. Fortalece a pessoa emocionalmente para suportar as tensões.
- Facilita o relacionamento com os guias, com o anjos e com a Deusa.
- Inspira a confiança no processo da vida e do envelhecimento; aumenta a sabedoria, o crescimento espiritual e a paz interior.
- Possibilita uma velhice feliz.

Essência da Terra

Flor: *Nenúfar (Nymphae spp.), branco*
Pedras: *Opala Andina, Sílica, Aventurita Azul, Damburita, Diamante de Herkimer*
Chakra: *da Garganta*

- Estimula a conscientização com relação à Terra e à distribuição de seus recursos, e fortalece aqueles que se propõem a preservá-la.
- Reverencia a unidade de todas as formas de vida e inspira compaixão por tudo aquilo que vive.
- Facilita a telepatia com os devas, com os elementais, com os delfins e com os espíritos da água e da terra.
- Incentiva a participação nas mudanças da Terra; ajuda a cura de si mesmo, dos outros e do planeta.
- Dá apoio aos bodhisattvas encarnados, ajuda a desenvolver a capacidade psíquica e ameniza o esgotamento energético dos médiuns.

Essência da Transcendência

Flor: *Tibouquina (Tibouchina semidecandra), púrpura*
Pedras: *Ametrina, Ametista Rutilo, Fluorita Amarelo-púrpura, Damburita, Cristal de Quartzo Transparente*
Chakra: *da Coroa*

- Ajuda a pessoa a se abrir para a Deusa/energia espiritual e a se reconhecer como um ser espiritual.
- Facilita a comunicação com os guias, com os anjos e com a Deusa; favorece a cura kármica.
- Inspira na pessoa a certeza de que ela faz parte do plano universal; leva à iluminação nesta vida.

Essência da Transformação

Flor: *Lobélia (Lobelia chinensis), azul*
Pedras: *Lápis-lazúli, Azurita-malaquita, Angelita, Damburita, Diamante de Herkimer*
Chakra: *Frontal*

- Facilita o desenvolvimento psíquico, remove barreiras emocionais e mentais que impedem o crescimento e a realização.
- Ajuda no tratamento de todas as doenças e a conseguir a assistência dos guias espirituais, dos anjos e da Deusa para acelerar o processo de crescimento e transformação.
- Auxilia no renascimento e estimula transformações em todos os níveis.

Essência da Transformação Interior

Flor: *Rosa–paz (Rosa spp.), creme/cor-de-rosa*
Pedras: *Âmbar, Quartzo Rosa, Citrino Rutilo, Damburita, Diamante de Herkimer*
Chakra: *Hara*

- Purifica e equilibra todos os chakras da linha do hara e os fluxos de energia, estabiliza o chakra do coração na linha da kundalini, inunda a aura de luz e a fortalece.
- Produz estabilidade durante os processos de grande transformação, de transições na vida e de curas profundas; produz uma sensação de coragem, de força e de segurança durante os deslocamentos de energia.
- Ajuda na preparação para as mudanças e estimula a confiar no fluxo da vida.

Essência da Transição

Flor: *Copo-de-leite (Lilium spp.), branco*
Pedras: *Topázio Dourado, Âmbar, Selenita, Damburita, Cristal de Quartzo Transparente*
Chakra: *da Coroa*

- Suaviza as mudanças e as transições da vida; propicia uma morte serena.
- Cura o desespero e o medo, traz iluminação, ajuda em situações de perda e afastamento, fortalece a confiança na Deusa.

Essência da Unidade

***Flor:** Maracujá (Passiflora caereulea), púrpura/azul*
***Pedras:** Ortoclásio (Pedra-da-lua), Azurita, Cianita, Angelita, Damburita, Cristal de Quartzo Transparente*
***Chakra:** do Terceiro olho*

- Facilita o contato com a sabedoria pleiadiana, a sabedoria das estrelas; inspira a sensação de unidade com todas as formas de vida e com o universo.
- Ajuda a definir o propósito de vida; estimula o amor universal, ajuda no desenvolvimento psíquico; evoca os guias espirituais; aumenta a mediunidade.
- Favorece a meditação e o sonho; acalma.

Essência da Verdade

***Flor:** Sálvia-azul-mexicana (Salvia hispanica), azul*
***Pedras:** Lápis-lazúli, Aventurina Azul, Azurita, Damburita, Cristal de Quartzo Transparente*
***Chakra:** da Garganta*

- Cura problemas de voz; facilita a livre expressão e aumenta a criatividade; melhora a desenvoltura ao cantar, ao falar, ao escrever e ao se expressar por meio da arte.
- Ajuda a falar as verdades próprias, a superar o medo e a expor as necessidades.
- Fortalece a honestidade, a honra, a coragem, o tato e a sabedoria; ajuda a expressar os sentimentos verbalmente.

Essência da Vida

Flor: *Maracujá (Passiflora spp.), vermelho*
Pedras: *Granada, Cinabre, Turmalina Preta, Damburita, Diamante de Herkimer*
Chakra: *do Períneo*

- Ajuda a viver a espiritualidade no plano terreno e estimula a ligação à Terra depois de trabalho mediúnico.
- Ajuda a realizar o propósito de vida e reverencia a centelha divina de todas as formas de vida.
- Dá proteção espiritual, elimina apegos, afasta entidades obsessivas e aumenta a força vital.

Essência da Visão

Flor: *Capuchinha (Tropaeolum majus), creme ou amarela*
Pedras: *Fluorita Azul, Fluorita Amarela, Sugilita, Damburita, Quartzo Rutilo*
Chakra: *da Visão*

- Equilibra os lados direito e esquerdo do cérebro; concentra a mente no aprendizado e no trabalho espiritual.
- Filtra a estática psíquica; auxilia na canalização; fortalece o poder mental e o corpo mental.
- Ajuda a tratar a dor de cabeça e a enxaqueca; acelera a cura neurológica; cura distúrbios da visão; acalma a agitação mental.

Essência da Voz

Flor: *Sálvia-azul-mexicana (Salvia hispanica), azul*
Pedras: *Celestita, Ágata de Laço Azul, Ágata Azul, Damburita, Cristal de Quartzo Transparente*
Chakra: *da Garganta*

- Cura doenças e bloqueios kármicos na garganta e nas cordas vocais.
- Facilita a expressão verbal, elimina apegos e entidades obsessivas; estimula a capacidade de expressar as verdades pessoais e espirituais.
- Favorece a canalização, o canto e o ato de ensinar.

Essência das Bênçãos Espirituais

Flor: *Iguapé (Eichbornia crassipes), lavanda*
Pedras: *Ametista, Sugilita, Fluorita Púrpura, Damburita, Cristal de Quartzo Transparente*
Chakra: *da Coroa*

- Traz bênçãos espirituais, crescimento e paz interior, consolo e realização espirituais.
- Estimula a comunicação com a Deusa, com os guias espirituais, com os anjos e com os mestres ascensionados.
- Faz a pessoa sentir-se nos braços da Deusa, acalma e inspira confiança.
- Cura a insônia e o medo; possibilita uma morte tranqüila.

Essência das Boas-Vindas à Alegria

Flor: *Jalapa (Dipladenia splendens), cor-de-rosa/amarela*
Pedras: *Rodrocrosita, Cobaltita, Quartzo Rosa, Damburita, Cristal de Quartzo Transparente*
Chakra: *do Coração*

- Transforma sofrimento em alegria, ajuda a abandonar a crença de que a vida tem de ser uma luta constante.
- Elimina o sofrimento da vida da pessoa, permite que ela desperte para a alegria e passe a fazer parte da sua vida diária.
- Elimina a angústia, a culpa kármica, a vergonha e a crítica de si mesmo; estimula a vontade de ser feliz.

Essência das Crianças

Flor: *Portulaca (Portulaca grandiflora), cor-de-rosa*
Pedras: *Quartzo Rosa, Smithsonita Cor-de-rosa, Kunzita, Damburita, Cristal de Quartzo Transparente*
Chakra: *do Coração*

- Ajuda as crianças a aprender a respeito do mundo, a gostar da escola e a fazer amigos.
- Estimula o aprendizado por meio das plantas, dos animais, das pedras e das outras pessoas.
- Ajuda a criança a vencer as mágoas e os traumas em todos os níveis.
- Protege a inocência e ameniza e torna mais suportáveis o medo e os sofrimentos da infância.

Essência das Fadas

Flor: *Camapu (Physalis heterophylla), amarelo*
Pedras: *Ortoclásio (Pedra-da-lua), Esmeralda ou Turmalina Verde, Safira Azul, Damburita, Cristal de Quartzo Transparente*
Chakra: *do Plexo solar*

- Aumenta a percepção das fadas e dos devas da natureza; promove a consciência com relação à Terra e aguça o dom da telepatia com animais e plantas.
- Purifica cristais e pedras e limpa a terra de traumas passados e de entidades.

Essência das Jóias Cor-de-Rosa

Flor: *Flor-de-camarão (Beloperone guttata), cor-de-rosa*
Pedras: *Quartzo Rosa, Turmalina Cor-de-rosa ou Vermelha, Quartzo Rutilo, Damburita, Cristal de Quartzo Transparente*
Chakra: *do Coração*

- Faz com que o coração desabroche com alegria e amor.
- Elimina velhas mágoas com suavidade, aumenta a capacidade de amar, suaviza o sofrimento e cura doenças do coração.
- Confere alegria de viver e facilita o contato com a Deusa Tara e Kwan Yin.

Essência das Jóias da Coroa

Flor: *Flor-de-camarão (Beloperone guttata), branca*
Pedras: *Pérola, Ortoclásio (Pedra-da-lua), Opala Branca, Damburita, Cristal de Quartzo Transparente*
Chakra: *Ponto transpessoal*

- Equilibra todos os chakras e harmoniza a aura.
- Facilita o desenvolvimento dos dons psíquicos, e o despertar da kundalini.
- Acalma a pessoa nos estados de transição, harmoniza o corpo de luz e promove a cura e a purificação do núcleo da alma.
- Elimina a negatividade e restaura o DNA de doze filamentos.

Essência das Jóias Douradas

Flor: *Flor-de-camarão (Beloperone guttata), amarela*
Pedras: *Jade Amarelo, Ortoclásio (Pedra-da-lua), Citrino Natural, Damburita, Cristal de Quartzo Transparente*
Chakra: *do Plexo solar*

- Inspira a admiração por si mesmo, a aceitação do eu interior e a confiança nas próprias capacidades, ajuda a formar uma imagem positiva do corpo e a satisfação pessoal.
- Favorece o contato com os anjos.
- Ajuda na recuperação da mastectomia ou de amputações, proporcionando calma e tranqüilidade.

Essência das Jóias Verdes

Flor: *Flor-de-camarão (Beloperone guttata), branca*
Pedras: *Turmalina Verde, Esmeralda Moldavita, Damburita, Cristal de Quartzo Transparente*
Chakra: *Chakras do movimento*

- Cria situações alegres no caminho da vida, e facilita o entendimento do propósito de vida e a sua realização.
- Aumenta a felicidade e o orgulho com relação a esse propósito.
- Dá orientação quanto ao caminho a seguir, oferece proteção com relação a atrasos e à negatividade.

Essência de Afrodite

Flor: *Camélia (Camellia japonica), vermelha*
Pedras: *Granada, Coral Vermelho, Azeviche, Damburita, Diamante de Herkimer*
Chakra: *da Raiz*

- Ameniza o sofrimento causado pela perda de um amor e atrai um novo; ajuda a superar a tristeza, a mágoa, a perda da pessoa que se ama e relacionamentos rompidos.
- Fortalece a capacidade de se abrir para um novo amor, estabiliza novos relacionamentos e uniões.
- Ajuda no sucesso do casamento, incentiva a compatibilidade sexual e elo entre os amantes.

Essência de Ariel

Flor: *Carolia (Thunbergia grandiflora), branca*
Pedras: *Crisoprásio, Jade Verde, Esmeralda, Damburita, Diamante de Herkimer*
Chakra: *do Coração*

- Promove o contato com os anjos, com a sabedoria desses seres e com o reino angélico; ajuda a desenvolver virtudes e a estreitar o contato com a alma/anjo interior.
- Estimula todos os tipos de tratamento e a cura da alma; dissolve bloqueios em todos os níveis da aura.
- Propicia paz interior e inspira amor por todas as formas de vida.

Essência de Astarte

Flor: *Rosa–beleza perfumada (Rosa spp.), cor-de-rosa*
Pedras: *Turmalina Cor-de-rosa, Kunzita Cor-de-rosa, Ametista, Damburita, Cristal de Quartzo Transparente*
Chakra: *do Coração*

- Ajuda a atrair e a manter o ser amado e a união, e favorece a comunhão entre o corpo e a alma.
- Estimula o relacionamento com a alma gêmea e aprofunda o amor e a intimidade entre o casal.
- Inspira a sensação de empatia, o cuidado com o próximo, o amor incondicional e a fidelidade.
- Fortalece os laços de amor, favorece um relacionamento harmonioso e pacífico e afinidades que duram por toda a vida.

Essência de Brede

Flor: *Carolia (Thunbergia grandiflora), azul*
Pedras: *Safira, Angelita, Aventurina Azul, Azurita, Damburita, Cristal de Quartzo Transparente*
Chakra: *da Garganta*

- Promove todos os tipos de cura, inclusive a da Terra, e a transformação suave; facilita as mudanças na vida.
- Estimula a paz de espírito, a alegria e a criatividade; ajuda a expressar verdades individuais.
- Favorece o crescimento espiritual e ajuda a receber os guias e a canalização.
- Promove a cura psíquica e facilita o contato com a Deusa e com a Deusa interior.

Essência de Cassandra

Flor: *Cassandra (Crossandra infundibuliformis), laranja*
Pedras: *Aventurina Laranja, Aventurina Amarela, Ortoclásio Branco ou Cor-de-pêssego, Damburita, Diamante de Herkimer*
Chakra: *Hara*

- Desenvolve e aumenta a clarividência, favorece os dons psíquicos e a canalização.
- Facilita a comunicação com guias e anjos e aumenta a luz e a energia da Deusa.
- Dá forças a novos médiuns e a canalizadores iniciantes; fortalece a confiança nas próprias capacidades e no reino psíquico, e protege os médiuns de influências negativas.

Essência de Ch'i Kung

Flor: *Flor-de-coral (Ixora coccinea), amarela*
Pedras: *Citrino Natural, Topázio Dourado, Âmbar, Damburita, Cristal de Quartzo Transparente*
Chakra: *do Plexo solar*

- Equilibra o sistema de meridianos, dissipa os bloqueios e desobstrui os fluxos energéticos.
- Purifica a linha do hara e o corpo de luz.
- Produz uma higiene mental, equilibra o corpo mental e estimula o raciocínio.
- Equilibra a energia e ameniza a fadiga e a depressão.

Essência de Hathor

Flor: *Gerânio (Geranium spp.), branco*
Pedras: *Ortoclásio (Pedra-da-lua), Selenita, Opala Branca, Damburita, Cristal de Quartzo Transparente*
Chakra: *do Ponto transpessoal*

- Estimula o contato com a Deusa e com a Deusa interior e, nas mulheres, fortalece a relação com a Lua e com seus ciclos.
- Desperta a espiritualidade e a capacidade psíquica; ajuda na realização de rituais feitos à luz da Lua.
- Possibilita uma forte expansão de energia; estimula e estabiliza o desenvolvimento psíquico e espiritual.
- Regula os ciclos menstruais, favorece e normaliza a ovulação e ameniza os sintomas da menopausa.

Essência de Hera

Flor: *Íris (Iris spp.), azul*
Pedras: *Lápis-Lazúli, Sodalita, Aventurina Azul, Damburita, Cristal de Quartzo Transparente*
Chakra: *do Terceiro olho*

- Traz boa sorte e a promessa de um futuro melhor.
- Dissipa lembranças dolorosas e elimina do corpo mental formas-pensamento negativas.
- Incentiva a coragem de se curar e de se transformar; dá início à purificação emocional e também estimula o desenvolvimento do intelecto.
- Ajuda a pessoa a tomar consciência das bênçãos da Deusa e da Deusa interior.
- Aumenta o discernimento e reduz o *stress*.

Essência de Hui Yin

Flor: *Gengibre-vermelho (Alpinia purpurata), vermelho*
Pedras: *Espinélio Vermelho, Granada, Turmalina Preta, Damburita, Cristal de Quartzo Transparente*
Chakra: *do Períneo*

- Alia a força espiritual à força da vida física e revela o propósito de vida.
- Espiritualiza a sexualidade; aumenta a determinação, a coragem e a resignação; estimula a fertilidade.
- Cura a fadiga crônica, as doenças do sangue, os problemas causados por abusos sexuais do passado, as doenças sexualmente transmissíveis e a depressão.

Essência de Ishtar

Flor: *Gerânio (Geranium spp.), cor-de-rosa*
Pedras: *Rodocrosita, Kunzita Cor-de-Rosa, Calcita Laranja, Damburita, Cristal de Quartzo Transparente*
Chakra: *do Coração*

- Permite que nos tornemos sacerdotisas das Deusas do Amor; estimula a capacidade de dar e receber amor e fortalece o amor-próprio da Deusa interior.
- Aumenta a sensualidade e equilibra a sexualidade; aumenta a libido e intensifica o orgasmo e a atividade sexual.
- Fortalece a fidelidade e a monogamia nos relacionamentos e favorece uma relação amorosa, estável e responsável.

Essência de Ísis

Flor: *Guaiaco, pau-santo (Guaiacum officinalis), azul*
Pedras: *Lápis-lazúli, Malaquita-Azurita, Pedra de Eilat, Damburita, Cristal de Quartzo Transparente*
Chakra: *do Timo*

- Favorece todos os tipos de cura, e inclusive a cura de si mesmo; trata os corpos físico, mental e de luz.
- Fortalece os sistemas imunológico e nervoso central.
- Suaviza o sofrimento, a inquietude e a insônia; cura traumas provocados por abusos do passado.
- Cura infecções e ferimentos.

Essência de Juno

Flor: *Copo-de-leite (Zantedesclia aethiopica), amarelo*
Pedras: *Âmbar, Citrino Rutilo, Venturina, Damburita, Diamante de Herkimer*
Chakra: *Hara*

- Limpa e purifica os canais da linha do hara e remove bloqueios e obstruções ao crescimento pessoal e espiritual.
- Ajuda na limpeza e purificação de toda a aura e a inunda de luz e de vitalidade.
- Ajuda no caminho da iluminação e em outros caminhos espirituais construtivos, e a realizar o propósito de vida com sucesso.

Essência de Kali

Flor: *Rosa–veludo real (Rosa spp.), vermelha*
Pedras: *Granada, Cianita Preta, Cinabre, Damburita, Cristal de Quartzo Transparente*
Chakra: *do Períneo*

- Estimula a vontade de realizar o propósito de vida, fortalece o compromisso com relação à preservação do planeta, torna a pessoa consciente dos seus objetivos e aumenta a determinação para alcançá-los.
- Dá força para a pessoa combater pacificamente o mal e a injustiça.
- Aumenta a lucidez, a coragem, a virtude e a expressão da verdade.

Essência de Kannon

Flor: *Dália (Dahlia spp.), púrpura*
Pedras: *Ametista Rutilo, Ametista Canadense, Sugilita, Damburita, Diamante de Herkimer*
Chakra: *da Coroa*

- Estimula o crescimento e a realização espiritual, fortalece o caminho do bodhisattva e faz progredir no caminho da iluminação.
- Ajuda os que estão a serviço do planeta e de seus semelhantes, e encoraja terapeutas e professores.
- Acalma, tranqüiliza e cura; contribui para o desenvolvimento psíquico.
- Ajuda nas situações de *stress* e a vencer o esgotamento, a fadiga, a opressão, o desespero e a insônia.

Essência de Kwan Yin

Flor: *Camélia (Camellia japonica), cor-de-rosa*
Pedras: *Kunzita, Morganita Cor-de-rosa ou Quartzo Rosa, Água-marinha, Damburita, Cristal de Quartzo Transparente*
Chakra: *do Coração*

- Promove a cura e a compaixão; favorece o perdão, a paz interior e a auto-estima.
- Aumenta a confiança na vida e estimula a cura das doenças do coração.
- Ajuda na meditação e evoca o amor universal e da Deusa.

Essência de Maria

Flor: *Camélia (Camellia japonica), cor-de-rosa/branca*
Pedras: *Quartzo Rosa, Kunzita Branca, Selenita, Damburita, Diamante de Herkimer*
Chakra: *do Coração*

- Cura o núcleo da alma, supera a fragmentação da alma, estimula a cura dos corpos astral e de luz.
- Aumenta o crescimento espiritual e a transformação, inspira a graça e a intervenção kármicas.
- Facilita a comunicação com a Grande Mãe, com os guias espirituais e com os anjos.
- Restaura o DNA de doze filamentos, estimula todos os tipos de tratamento e aumenta a paz interior.

Essência de Maria Madalena

Flor: *Rosa–sônia (Rosa spp.), rosa-salmão*
Pedras: *Turmalina Cor-de-rosa, Kunzita, Lepidolita, Damburita, Diamante de Herkimer*
Chakra: *do Coração*

- Equilibra o chakra do coração e o corpo emocional; elimina ressentimentos e a dor causada por um longo sofrimento.
- Suaviza as dores kármicas; reduz a solidão, a tristeza, o desamparo e a falta de esperança.
- Proporciona consolo, esperança, paciência, amor universal e amor incondicional.

Essência de Oshum

Flor: *Gerânio (Geranium spp.), vermelho*
Pedras: *Granada, Coral Vermelho, Hematita, Damburita, Cristal de Quartzo Transparente*
Chakra: *da Raiz*

- Aumenta a paixão pela vida e o amor, inspira a sensação de querer estar neste planeta. Aumenta a energia vital.
- Atrai o companheiro certo, estimula a maturidade no amor e nos relacionamentos, propicia relacionamentos realistas e equilibrados.
- Favorece a união consciente entre parceiros de sexos diferentes ou do mesmo sexo, incentiva a formação de um lar e traz satisfação sexual.
- Ajuda a encontrar a melhor forma de educar os filhos ou de desenvolver uma atividade criativa em conjunto.

Essência de Tara

Flor: *Camélia (Camellia japonica), branca*
Pedras: *Quartzo Branco, Selenita, Opala Branca (ou Labradorita), Ortoclásio (Pedra-da-lua), Damburita, Cristal de Quartzo Transparente*
Chakra: *Ponto transpessoal*

- Ajuda a encontrar a Deusa, os guias espirituais e os anjos; facilita o contato com a Deusa interior; propicia cura e desenvolvimento psíquico.
- Trata o núcleo da alma, cura a fragmentação da alma, restaura o DNA de doze filamentos, favorece a ascensão e cura o corpo de luz.
- Facilita o contato com a alma suprema e a iluminação nesta vida.

Essência do Alívio I

Flor: *Cambará-de-espinho (Lantana camara), cor-de-rosa/creme*
Pedras: *Rodocrosita, Kunzita Cor-de-rosa, Âmbar, Quartzo Rosa, Damburita, Cristal de Quartzo Transparente*
Chakras: *do Coração e do Plexo solar*

- Estabiliza a energia, ajuda a expressar as emoções, produz alívio emocional.
- Acalma, ameniza traumas recentes, promove resgate emocional, diminui o *stress* e protege das atribulações diárias.

(Usar com *Lantana* laranja, Essência do Alívio II.)

Essência do Alívio II

Flor: *Cambará-de-espinho (Lantana camara), laranja/dourado*
Pedras: *Âmbar, Calcita Âmbar, Citrino Natural, Damburita, Cristal de Quartzo Transparente*
Chakras: *Esplênico e do Plexo solar*

- Estabiliza a energia, ameniza a ansiedade, liga as emoções às suas origens.
- Dissipa velhos traumas e imagens do passado, facilita a expressão das emoções, favorece o resgate emocional.

(Usar com *Lantana* cor-de-rosa, Essência do Alívio I.)

Essência do Alívio III

Flor: *Cambará-de-espinho (Lantana camara), lavanda/branco*
Pedras: *Sugilita, Ametista, Fluorita Púrpura, Damburita, Cristal de Quartzo Transparente*
Chakra: *da Coroa*

- Estabiliza a energia e liga as emoções à origem kármica.
- Revela e transforma os padrões emocionais kármicos; cura traumas e abusos de vidas anteriores.
- Promove resgate emocional e calma espiritual; fortalece o entendimento das questões pessoais.

Essência do Amazonas I

Flor: *Frangipani (Plumeria rubra), vermelha*
Pedras: *Ametista Canadense, Granada, Ametista Rutilo, Damburita, Cristal de Quartzo Transparente*
Chakra: *da Raiz*

- Aumenta a energia, ativa e equilibra a ação com receptividade.
- Estimula a segurança em si mesmo, sem agressão, ameniza a timidez e o medo de expressar as próprias necessidades.
- Equilibra o yin e o yang nas mulheres; ajuda a expressar a raiva de modo apropriado e dá coragem.

Essência do Amazonas II

Flor: *Frangipani (Plumeria rubra), branca*
Pedras: *Ortoclásio (Pedra-da-lua), Pérola, Granada, Damburita, Cristal de Quartzo Transparente*
Chakra: *da Coroa*

- Estimula a energia receptiva feminina.
- Acalma a agitação, diminui a agressividade, ajuda a impor gentilmente as próprias necessidades e a expressar a raiva de modo apropriado.
- Confere estabilidade emocional e suavidade; ativa a energia yin nas mulheres.

Essência do Amor

Flor: *Extremosa (Lagerstroemia indica), cor-de-rosa*
Pedras: *Kunzita, Quartzo Rosa, Turmalina Cor-de-rosa, Damburita, Cristal de Quartzo Transparente*
Chakra: *do Coração*

- Facilita o tratamento do corpo emocional e do chakra do coração.
- Dinamiza a vida afetiva.
- Aumenta o amor-próprio, a alegria, o perdão, a confiança, a sinceridade e a calma.

Essência do Amor Incondicional

Flor: *Trevo (Trifolium), vermelho*
Pedras: *Turmalina Vermelha, Kunzita, Quartzo Rosa, Damburita, Cristal de Quartzo Transparente*
Chakra: *do Corpo causal*

- Limpa e purifica o corpo emocional; abre o chakra do corpo causal.
- Facilita a comunicação com os guias e com os anjos; espiritualiza a vida e o propósito de vida.
- Ajuda a mediunidade e a canalização; favorece o entendimento e a revelação do amor incondicional; aprofunda o contato com a Deusa.

Essência do Amor pela Terra

Flor: *Gloxínia (Sinningia speciosa), vermelha-púrpura*
Pedras: *Gobaltit, Turmalina Cor-de-rosa, Quartzo Rosa, Damburita, Cristal de Quartzo Transparente*
Chakra: *do Coração*

- Inspira o amor pelas pessoas e o amor universal no plano terreno e ajuda as transformações da Terra estimulando o amor e a cura.
- Incentiva a pessoa a propagar o amor que promoverá o desenvolvimento e a transformação da Terra; instaura a paz mundial ao incentivá-la dentro de cada pessoa, e estimula o amor-próprio e o amor pelas outras pessoas.

Essência do Amor-Próprio

Flor: *Rosa–rainha Elizabeth (Rosa spp.), cor-de-rosa*
Pedras: *Kunzita Cor-de-rosa, Quartzo Rosa, Cianita com Lepidolita (ou Morganita), Damburita, Cristal de Quartzo Transparente*
Chakra: *do Coração*

- Propicia uma auto-imagem positiva; aumenta a auto-estima, a valorização de si mesmo, o amor-próprio e a autoconfiança.
- Acalma e traz equilíbrio emocional e paz interior.
- Promove o equilíbrio entre dar e receber; inspira a compaixão e o perdão a si mesmo e às outras pessoas. Inspira o amor pelos entes queridos e o amor universal; é indicado para meninas e mulheres em convalescência.

Essência do Amor Puro

Flor: *Rosa–pascali (Rosa spp.), branca*
Pedras: *Selenita, Ortoclásio (Pedra-da-lua), Cristal de Quartzo Transparente, Damburita, Diamante de Herkimer*
Chakra: *Ponto transpessoal*

- Cria amor e união, favorece a união entre corpo e alma. Atrai almas gêmeas de verdade, ajuda no tratamento do corpo de luz e do núcleo da alma, ajuda no processo de fragmentação/recuperação da alma, restaura o DNA de doze filamentos.
- Inspira confiança total na Deusa, no amor, no bem-amado e em si mesmo.
- Inspira paz interior, cura todas as doenças, inunda de luz a aura e todos os corpos.

Essência do Beija-Flor

Flor: *Jasmim-da-virgínia (Campsis radicans), vermelho*
Pedras: *Granada, Âmbar, Azurita, Damburita, Diamante de Herkimer*
Chakra: *da Raiz*

- Aumenta a alegria de viver.
- Elimina e purifica as obstruções da linha do hara e da kundalini que impedem a manifestação da alegria.
- Elimina a tristeza no nível dos corpos emocional e mental.
- Facilita o contato com a Deusa e com a Deusa interior, e faz o eu superior se manifestar na energia física.
- Facilita a cura do núcleo da alma e a cura kármica, restaura o DNA de doze filamentos e auxilia no processo de ascensão.

Essência do Bem-Amado

Flor: *Jasmim-de-leite (Trachelospermum jasminoides), branco*
Pedras: *Aventurina Cor-de-pêssego, Ortoclásio Branco ou Cor-de-pêssego, Cornalina ou Ortoclásio Laranja, Damburita, Diamante de Herkimer.*
Chakra: *Hara*

- Efetiva a união entre corpo e alma e conduz à consumação do amor no nível físico.
- Une as almas gêmeas, inspira harmonia e paz entre elas e mantém o casamento durante a vida e depois dela.
- Estimula o resgate do karma entre o casal e fortalece o comprometimento mútuo.

Essência do Bodhisattva

Flor: *Lágrimas-de-cristo (Clerodendrum thomsoniae), branca/vermelha*
Pedras: *Granada, Ortoclásio (Pedra-da-lua), Turmalina Cor-de-rosa (Rubelita), Damburita, Cristal de Quartzo Transparente*
Chakra: *do Corpo causal*

- Dá suporte aos bodhisattvas, aos terapeutas e aos servidores planetários; ajuda àqueles que doam muito de si para ajudar os outros.
- Ajuda a superar o esgotamento, a exaustão, a depressão e o desespero.
- Dá esperança, força e ligação com o tempo presente; favorece a regeneração.

Essência do Circo

Flor: *Portulaca (Portulaca grandiflora), cores mistas*
Pedras: *Calcita Amarela, Quartzo Rosa, Topázio Dourado, Damburita, Cristal de Quartzo Transparente*
Chakras: *Esplênico, do Plexo solar e do Coração*

- Traz de volta o riso e a alegria de viver.
- Ameniza traumas e transições, reduz o desapontamento e a mágoa.
- Expande a receptividade às dádivas da Deusa e incentiva a valorização da beleza da vida e da Terra.
- Transforma a tristeza, a depressão, a culpa em aceitação, força interior e sensação de paz.

Essência do Coração

Flor: *Buganvília (Bougainvillea spp.), vermelha-púrpura*
Pedras: *Kunzita Cor-de-rosa, Turmalina Cor-de-rosa, Quartzo Rosa, Damburita, Cristal de Quartzo Transparente*
Chakra: *do Coração*

- Fortalece a relação corpo-mente-espírito; aumenta a sensibilidade e favorece a cura das doenças do coração e os desequilíbrios do corpo emocional.
- Estimula a individualidade, a livre expressão e a criatividade; propicia a harmonia interior.

Essência do Coração e da Alma

Flor: *Azaléia (Rhododendron spp.), vermelha-púrpura*
Pedras: *Cobaltita, Lepidolita, Quartzo Rosa, Damburita, Cristal de Quartzo Transparente*
Chakra: *do Coração*

- Aumenta a compaixão e cura ressentimentos e mágoas desta vida e de vidas anteriores, impregnados no chakra do coração e nas camadas da aura.
- Estimula a cura kármica do corpo emocional e facilita a comunicação com a alma.
- Favorece a cura para doenças cardíacas.

Essência do Corpo de Luz I

Flor: *Gardênia (Gardenia jasminoides), branca*
Pedras: *Celestita, Ortoclásio (Pedra-da-lua), Damburita, Diamante de Herkimer, Cristal de Quartzo Transparente*
Chakra: *Ponto transpessoal*

- Cura, purifica e equilibra o corpo de luz.
- Fortalece o tratamento do núcleo da alma, cura a fragmentação da alma e restaura o DNA de doze filamentos.
- Traz o corpo de luz para o nível físico, facilita o acesso ao eu superior.
- Estimula o processo de ascensão.

Essência do Corpo de Luz II

Flor: *Rosa–catedral de Winchester (Rosa spp.), branca-creme*
Pedras: *Ortoclásio (Pedra-da-lua), Selenita, Opala Mexicana, Damburita, Cristal de Quartzo Transparente*
Chakra: *Ponto transpessoal*

- Desperta e purifica o ponto transpessoal, a linha do hara, os chakras do hara e os chakras galácticos.
- Inunda de luz os canais de energia, prepara o contato e a comunicação com o eu superior.
- Purifica e cura o corpo de luz, os padrões kethérico e celestial; auxilia no tratamento do núcleo da alma; restaura o DNA de doze filamentos. Inicia, favorece e ajuda o processo de ascensão.

Essência do Cupido

Flor: *Flor-de-laranjeira (Citrus sinensis), branca*
Pedras: *Kunzita Cor-de-rosa, Quartzo Rosa, Cobaltita, Damburita, Cristal de Quartzo Transparente*
Chakra: *do Coração*

- Acalma e proporciona lucidez e confiança.
- Estimula a expressão de emoções reprimidas, cura mágoas deixadas por relacionamentos mal-sucedidos.
- Ajuda a pessoa a "seguir o coração".
- Fortalece relacionamentos saudáveis, elimina a co-dependência e estimula o amor-próprio.
- Alivia a depressão e a ansiedade.

Essência do Divertimento

Flor: *Gazânia (Gazania spp.) laranja/vermelha*
Pedras: *Cornalina, Opala Mexicana, Aventurina, Damburita, Cristal de Quartzo Transparente*
Chakra: *Esplênico*

- Inspira alegria, felicidade, paz de espírito e amor à vida.
- Aumenta a vitalidade e a confiança em si mesmo.
- Incentiva o sexo com amor e a disposição para se divertir.

Essência do Equilíbrio Psíquico

Flor: *Sete-léguas ou pandórea-trepadeira (Pandorea ricasoliana), vermelha/branca*
Pedras: *Espinélio ou Rubi, Ortoclásio (Pedra-da-lua), Calcita Branca, Damburita, Cristal de Quartzo Transparente*
Chakra: *do Terceiro olho*

- Equilibra a energia espiritual com a do plano terreno, ajuda no desenvolvimento psíquico.
- Dá forças para o médium cumprir sua missão no mundo material; estimula as capacidades e as percepções psíquicas.
- Suaviza a volta ao plano material depois do trabalho mediúnico.

Essência do Escudo Psíquico

Flor: *Rosa–medalhão dourado (Rosa spp.), amarela*
Pedras: *Citrino Natural, Âmbar, Fluorita Amarela, Damburita, Cristal de Quartzo Transparente*
Chakra: *do Plexo solar*

- Equilibra e sintoniza a energia, remove bloqueios e impede ataques psíquicos.
- Protege a energia e a aura e, servindo como um escudo psíquico, neutraliza os malefícios da exposição à energia negativa e elimina interferências.
- Favorece o livre-arbítrio, ajuda a sair do domínio de outros e ameniza a tendência de ser controlador.
- Inunda a aura de luz, de paz e de alegria.

Essência do Hara

Flor: *Grevílea (Grevillea robusta), laranja*
Pedras: *Âmbar, Jaspe Vermelho, Rodocrosita, Damburita, Cristal de Quartzo Transparente*
Chakra: *Hara*

- Abre e purifica o hara e a linha do hara, e fortalece a determinação de alcançar o propósito de vida.
- Aumenta a libido e ajuda a atingir o orgasmo.
- Aumenta o entusiasmo pela vida.

Essência do Karma

Flor: *Jacarandá (Jacaranda acutifolia), púrpura*
Pedras: *Sugilita, Ametista Canadense, Lepidolita, Damburita, Cristal de Quartzo Transparente*
Chakra: *da Coroa*

- Elimina os apegos kármicos e os bloqueios do chakra da coroa; estimula o entendimento e elimina os padrões kármicos negativos.
- Ajuda no trabalho de regressão a vidas anteriores e na canalização; facilita a comunicação com os guias espirituais e com os Senhores do Karma e dá acesso aos Registros Akáshicos da pessoa.
- Acelera a cura nos níveis kármico e espiritual e ajuda a atingir a iluminação nesta encarnação.

Essência do Mar

Flor: *Chasmante (Chasmanthium spp.), verde/castanho*
Pedras: *Aventurina Verde, Peridoto, Ortoclásio (Pedra-da-lua), Damburita, Cristal de Quartzo Transparente*
Chakra: *do Coração*

- Estimula a sintonia com o mar, com a Deusa do mar e com os delfins.
- Regulariza os ritmos do corpo e o ciclo menstrual; fortalece as relações com a Lua.
- Aumenta a fertilidade, ajuda na menopausa, facilita a cura do corpo emocional e acalma.

(Obs.: A *chasmante* é uma planta protegida por lei em muitos lugares; pode ser proibido colhê-la.)

Essência do Nascimento

Flor: *Buganvília (Bougainvillea spp.), cor-de-rosa clara*
Pedras: *Quartzo Cor-de-rosa, Kunzita Cor-de-rosa, Cobaltita, Damburita, Cristal de Quartzo Transparente*
Chakra: *do Coração*

- Ajuda o nascimento e o parto, facilita a chegada ao mundo e acalma o recém-nascido e a mãe.
- Ajuda a atrair a alma para o corpo.
- Estimula o crescimento físico, emocional e espiritual.
- Aumenta a produção de leite.

Essência do Observador das Estrelas

Flor: *Lírio (Lilium spp.), branco/púrpura*
Pedras: *Ametista Rutilo, Lepidolita, Turmalina Vermelha, Damburita, Cristal de Quartzo Transparente*
Chakra: *Ponto transpessoal*

- Inspira a busca pelas informações originárias das estrelas; indicada para astrólogos e astrônomos.
- Ajuda a fazer contato com terapeutas extragalácticos, com a alma suprema, com outros planetas e com outras dimensões; torna mais fácil a viagem astral.

Essência do Paraíso

Flor: *Pássaro-do-paraíso (Strelitzia reginae), laranja/azul*
Pedras: *Âmbar, Opala Mexicana, Jaspe Marrom, Damburita, Cristal de Quartzo Transparente*
Chakra: *Hara*

- Ajuda a conhecer e a alcançar o propósito de vida; favorece a livre-expressão.
- Expande os canais das linhas do hara e da kundalini; elimina bloqueios no hara.
- Ajuda a expressar o propósito de vida.
- Ajuda mulheres a se libertarem de situações de abuso.
- Equilibra a taxa de açúcar no sangue.

Essência do Perdão

Flor: *Bromélia (Bromelia), cor-de-rosa*
Pedras: *Kunzita Cor-de-rosa, Rodocrosita, Quartzo Rosa, Damburita, Cristal de Quartzo Transparente*
Chakra: *do Coração*

- Revela segredos do coração, cura mágoas do passado e incentiva a expressão das emoções.
- Ameniza a aflição, a vergonha e a culpa.
- Facilita a expressão das verdades guardadas no coração, facilita o desapego e inspira o perdão.

Essência do Poder Interior

Flor: *Cássia (Cassia spp.), amarela/cor-de-rosa*
Pedras: *Rodocrosita, Citrino Natural, Kunzita Preta, Damburita, Cristal de Quartzo Transparente*
Chakra: *do Plexo solar*

- Equilibra o domínio que um parceiro exerce sobre o outro nos relacionamentos; estimula o desenvolvimento da força interior, aumenta a sensação da Deusa interior, a confiança em si mesmo e o amor-próprio.
- Ajuda a pessoa a resistir à manipulação pelos outros, ajuda no processo de divórcio, a romper relacionamentos desgastados e facilita a volta à vida de solteiro.

Essência do Primeiro Amor

Flor: *Portulaca (Portulaca grandiflora), vermelha-púrpura*
Pedras: *Turmalina Cor-de-rosa, Quartzo Rosa, Rodonita, Damburita, Cristal de Quartzo Transparente*
Chakra: *do Coração*

- Suaviza a primeira paixão ou a tendência para se apaixonar repetidamente.
- Reforça o amor-próprio, aprofunda o sentido de realidade com relação ao outro e ajuda a diferenciar relacionamentos autênticos de simples projeções.
- Ajuda a esquecer amores não correspondidos e os desapontamentos da primeira paixão e abranda o amor na adolescência.
- Estimula a responsabilidade sexual.

Essência do Propósito

Flor: *Crista-de-peru (Acalypha hispida), vermelha*
Pedras: *Granada, Hematita, Obsidiana, Damburita, Cristal de Quartzo Transparente*
Chakra: *da Terra*

- Ajuda a pôr os pés no chão, acalma e dá bases à encarnação.
- Aumenta a segurança, inspira a vontade de servir os outros, aumenta a determinação de trilhar o caminho escolhido na vida, e o conhecimento desse caminho e da Mãe Terra.

Essência do Reequilíbrio

Flor: *Estefanote (Stephanotis jasminoides), branco*
Pedras: *Fenacita, Crisóprase, Esmeralda, Damburita, Cristal de Quartzo Transparente*
Chakra: *Ponto transpessoal*

- Acalma e equilibra as transições e as transformações; dá apoio durante tratamentos emocionais, físicos e espirituais.
- Auxilia a mudança dos padrões mentais; estimula a cura do núcleo da alma, torna mais fácil aceitar as mudanças da vida.
- Promove o processo de ascensão e a cura do corpo de luz; acalma, protege e conforta.

Essência do Relacionamento

Flor: *Amor-agarradinho (Antigonon leptopus), cor-de-rosa*
Pedras: *Kunzita Cor-de-rosa, Turmalina Cor-de-rosa, Dioptásio, Damburita, Cristal de Quartzo Transparente*
Chakra: *do Coração*

- Atrai relacionamentos saudáveis, fortalece relacionamentos equilibrados; harmoniza a vida em comum.
- Aumenta o amor-próprio e a valorização de si mesmo.

Essência do Sangue da Vida

Flor: *Papoula-da-califórnia (Eschscholzia californica), vermelha*
Pedras: *Granada, Rubi, Quartzo Vermelho, Damburita, Cristal de Quartzo Transparente*
Chakra: *da Raiz*

- Equilibra a força vital, estimula a vontade de viver e de alcançar os objetivos. Ajuda crianças e adultos gravemente doentes.
- Cura o desespero e ajuda a superar a sensação de não querer estar encarnado.
- Aquece e estimula, traz a força da alma para os níveis físicos.
- Permite uma reativação emocional, aumenta a vitalidade, limpa os glóbulos vermelhos e melhora a circulação.

Essência do Sangue Sagrado

Flor: *Solandra (Solandra nitida zucs.), castanho-avermelhado/creme*
Pedras: *Ametista Canadense, Granada, Opala Mexicana, Damburita, Cristal de Quartzo Transparente*
Chakra: *da Raiz*

- Representa a sacralidade do feminino, o útero sagrado; ajuda a transmitir força vital da mãe para a filha e para a neta.
- Favorece a transmissão dos mistérios da mulher através das gerações, revela os segredos da Deusa e das suas mulheres e ensina os rituais do Ofício da Deusa.
- Expande o conhecimento e as capacidades psíquicas das mulheres e trata de problemas no sangue e no útero.
- Favorece a fertilidade, ajuda na realização de rituais e fortalece as relações com as antepassadas e com a Deusa.

Essência do Sexo

Flor: *Cipó-de-são-joão (Pyrosteria ignea), laranja*
Pedras: *Jaspe Vermelho, Cornalina, Opala Mexicana, Damburita, Cristal de Quartzo Transparente*
Chakra: *Esplênico*

- Aprofunda o amor baseado no sexo, facilita o orgasmo, aumenta a fertilidade.
- Aumenta a atração entre os amantes, diminui a timidez e favorece a união física e espiritual.

Essência do Sucesso

Flor: *Heliotrópio (Helionthus spp.), dourado/marrom*
Pedras: *Aventurina, Âmbar, Jaspe Marrom, Damburita, Cristal de Quartzo Transparente*
Chakra: *Hara*

- Equilibra o espírito e o corpo físico; contribui para a prosperidade e cria abundância, sucesso e autoconfiança.
- Encoraja a honestidade, ajuda a atingir o propósito de vida e estimula a vontade de ajudar os outros.
- Inspira alegria de viver e saúde perfeita.

Essência do Terapeuta

Flor: *Ipê (Tabebuia argentea), amarelo*
Pedras: *Topázio Dourado, Aventurina, Ortoclásio (Pedra-da-lua), Damburita, Cristal de Quartzo Transparente*
Chakra: *do Plexo solar*

- Desenvolve a sabedoria superior e apóia os que estão a serviço do próximo ou do planeta.
- Ampara os que estão no caminho do Bodhisattva, facilita a transmissão de ensinamentos, ameniza o esgotamento do terapeuta e rejuvenesce.
- Cura o corpo de luz e estimula a manifestação de karmas positivos.

Essência do Útero

Flor: *Lírio–tigre (Lirium tigrinum), laranja*
Pedras: *Calcita Laranja, Jaspe Vermelho, Cornalina, Damburita, Cristal de Quartzo Transparente*
Chakra: *Esplênico*

- Cura o útero, o colo do útero e as tubas uterinas.
- Aumenta a fertilidade, resolve problemas relacionados à sexualidade e facilita o orgasmo.
- Cura abusos sexuais do passado, aumenta a extroversão e ajuda a estabelecer novos relacionamentos depois do trauma sexual.
- Ajuda na cura depois de histerectomia, estupro e incesto.

Essência do Vôo

Flor: *Asclépia (Asclepias tuberosa), laranja*
Pedras: *Cornalina, Âmbar, Calcita Laranja, Damburita, Diamante de Herkimer*
Chakra: *Hara*

- Ajuda a criar asas e a desenvolver a capacidade de voar; estimula a liberdade; ajuda o vôo psíquico, a viagem astral, a meditação, as viagens xamânicas e pelas estrelas.
- Auxilia no restabelecimento da alma, facilita a cura do núcleo da alma e restaura o DNA de doze filamentos.
- Produz consciência das origens galácticas, ajuda a entrar em contato com a biblioteca viva que temos dentro de nós e com a rede energética planetária.
- Estimula a percepção além da consciência terrena.

Essência dos Amantes

Flor: *Extremosa (Lagerstroemia indica), vermelha-escura*
Pedras: *Granada, Turmalina Cor-de-rosa, Kunzita Cor-de-rosa, Damburita, Cristal de Quartzo Transparente*
Chakra: *do Períneo*

- Estimula o amor no plano terreno e ajuda a encontrar a alma gêmea.
- Fortalece os relacionamentos afetivos e facilita a receptividade ao amor.
- Ajuda na adaptação à vida a dois.

Essência dos Anjos

Flor: *Carolia (Thunbergia grandiflora), branca*
Pedras: *Fenacita, Ortoclásio (Pedra-da-lua), Angelita, Damburita, Diamante de Herkimer*
Chakra: *Ponto transpessoal*

- Aumenta a energia, estimula a cura e o amor incondicional por parte dos reinos angélicos.
- Favorece o contato com os anjos, ajuda a direcionar a energia e a criatividade angélica, e desenvolve o conhecimento da Alma Suprema ou anjo interior.
- Possibilita todo tipo de cura e de tratamento no nível da alma; transforma o karma negativo e restaura o DNA de doze filamentos.

Essência dos Chakras

Flor: *Hibisco (Hibiscus rosa sinensis), um de cada: vermelho, cor-de-pêssego, amarelo, rosa e branco*
Pedras: *Granada, Cornalina, Citrino Natural, Quartzo Rosa, Ametista, Damburita, Cristal de Quartzo Transparente*
Chakra: *Toda a aura*

- Abre e equilibra os chakras da kundalini; estabiliza o corpo físico, o duplo etérico e o corpo emocional.
- Estimula o desenvolvimento espiritual, promove todos os tipos de cura, acalma e equilibra a energia.

Essência dos Devas

Flor: *Madressilva-dos-jardins (Lonicera semperevirens), cor-de-rosa*
Pedras: *Kunzita Cor-de-rosa, Cobaltita, Turmalina Cor-de-rosa, Damburita, Cristal de Quartzo Transparente*
Chakra: do Coração

- Ajuda a entrar em contato com as fadas e os devas.
- Confere à pessoa a doçura e a alegria das crianças.
- Aumenta a inocência e a pureza de sentimentos; leva a pessoa a ficar gentil e amorosa.
- Facilita a expressão dos sentimentos e produz a sensação de proteção e segurança emocional.
- Acalma, estimula os sonhos e a interpretação deles.

Essência dos Velhos Tempos

Flor: *Rosa-trepadeira-selvagem (Rosa spp.), cor-de-rosa*
Pedras: *Quartzo Rosa, Turmalina Vermelha, Ortoclásio (Pedra-da-lua), Damburita, Cristal de Quartzo Transparente*
Chakra: do Coração

- Cura traumas do passado, ajuda a avivar as lembranças de vidas anteriores e traz de volta a alegria dos velhos tempos.
- Cura cicatrizes no corpo emocional e estimula a cura das doenças do coração.
- Transforma tristeza em alegria serena; aumenta a confiança e a aceitação.

Essência Energética

Flor: *Jasmim-da-virgínia (Campsis radicans), amarelo*
Pedras: *Aventurina Amarela, Topázio Dourado, Citrino Natural, Damburita, Cristal de Quartzo Transparente*
Chakra: *do Plexo solar*

- Ajuda na limpeza energética, purifica os cristais e livra a pessoa de espíritos obsessores.
- Dá proteção, estabiliza os fluxos energéticos, favorece as viagens astrais e equilibra as faculdades psíquicas.
- Ajuda na digestão e cura os males da bexiga e das vias urinárias.

Essência Intergaláctica

Flor: *Ervilha-de-cheiro (Lathyrus odoratus), vermelha*
Pedras: *Granada, Rubi Estrela, Labradorita, Damburita, Diamante de Herkimer*
Chakra: *do Períneo*

- Traz a consciência do propósito de vida para o nível físico e ajuda a pessoa a escolher o melhor caminho a seguir.
- Aumenta a consciência de outros reinos e dimensões; ajuda a transmitir e receber informações psíquicas conscientes de terapeutas e auxiliares extraplanetários e contribui no encaminhamento de seres espirituais elevados.

Essência para a Cura da Mulher

Flor: *Hibisco (Hibiscus rosa sinensis), vermelho*
Pedras: *Granada, Ortoclásio (Pedra-da-lua), Ametista Rutilo ou Ametista Canadense, Damburita, Cristal de Quartzo Transparente*
Chakra: *da Raiz*

- Fortalece a sexualidade feminina; ajuda no tratamento de traumas causados por abusos sexuais, de doenças no útero, nos ovários, na vagina e na vulva.
- Ajuda a solucionar problemas do corpo feminino, cura anorexia, trata todos os distúrbios femininos.
- Favorece a comunicação com a Deusa interior, a Grande Mãe.

Essência para a Limpeza da Aura

Flor: *Alamanda (Allamanda spp.), púrpura*
Pedras: *Ametista Rutilo, Selenita, Ortoclásio (Pedra-da-lua), Damburita, Cristal de Quartzo Transparente*
Chakra: *Ponto transpessoal*

- Expande a verdade espiritual e limpa e equilibra o corpo espiritual.
- Desenvolve a espiritualidade e facilita a limpeza e o tratamento da aura.
- Ajuda a obter orientação do nível mais elevado e estimula o desenvolvimento dos dons psíquicos.
- Inspira a certeza da existência da Deusa.

Essência para a Passagem da Vida

Flor: *Rosa–pepita de ouro (Rosa spp.), amarelo-ouro*
Pedras: *Âmbar, Topázio Dourado, Fluorita Amarela, Damburita, Cristal de Quartzo Transparente*
Chakra: *do Plexo solar*

- Irradia uma energia que purifica, acalma e equilibra todos os chakras.
- Propicia o equilíbrio e a paz interior depois de um processo de mudança.
- Leva ao reconhecimento do desenvolvimento interior; aumenta a alegria e o contentamento.
- Fortalece a auto-estima, dá apoio nos períodos de transição e favorece o sucesso de trabalhos psicoterapêuticos.

Essência para a Purificação da Energia I

Flor: *Clematite (Clematis spp.), azul-escura*
Pedras: *Azurita, Aventurina Azul, Celestita, Damburita, Diamante de Herkimer*
Chakra: *do Terceiro olho*

- Estimula a limpeza energética e a purificação dos canais e dos chakras do hara e da kundalini.
- Elimina obstruções, ajuda a pessoa a vencer a dificuldade para avançar na vida e nas situações em que se sente imobilizada.
- Estimula mudanças e transformações na maneira de pensar e promove a cura dos corpos mental e de luz.
- Ameniza apegos emocionais e formas-pensamento negativas, ajuda a mudar padrões kármicos negativos.
- Ajuda no desenvolvimento das faculdades e da clarividência.

Essência para a Purificação da Energia II

Flor: *Clematite (Clematis spp.), vermelha-escura*
Pedras: *Granada, Cianita Preta, Obsidiana, Damburita, Cristal de Quartzo Transparente*
Chakra: *da Terra*

- Ajuda na limpeza energética, na purificação dos canais e chakras do hara e da kundalini.
- Elimina obstruções e ajuda a pessoa a vencer a dificuldade para avançar na vida.
- Faz a pessoa agir de acordo com seu propósito de vida.
- Acaba com indecisões e dúvidas e contribui para mudanças e transformações no plano terreno.
- Dissipa o medo; purifica e equilibra o corpo etérico para curar o corpo físico.

Essência para a Transformação da Terra

Flor: *Jacinto (Hyacinthus spp.), vermelho*
Pedras: *Rubi Estrela, Granada, Cianita, Damburita, Diamante de Herkimer*
Chakra: *do Corpo causal*

- Desenvolve a percepção consciente para que ela possa ser usada em favor da Terra por meio de outras dimensões.
- Trata os desequilíbrios da alma e do corpo físico (por meio da cura psíquica).
- Cura a fragmentação da alma, restaura o DNA e ajuda a manter a estabilidade nas ocasiões em que haja deslocamentos de energia durante as transformações da Terra.
- Possibilita o contato intergaláctico com agentes de cura e auxiliares das transformações da Terra, em benefício próprio, das outras pessoas e do planeta.

Essência para Amenizar a Raiva

Flor: *Bromélia (Bromelia), vermelha*
Pedras: *Rubi, Rubelita (Turmalina Rosa-escura), Turmalina Negra, Damburita, Cristal de Quartzo Transparente*
Chakra: *da Raiz*

- Transforma e alivia a raiva; dissipa o rancor, o ressentimento e a depressão.
- Revigora a força vital e a vontade de viver.
- Estimula a compaixão.
- Ajuda no tratamento de doenças do sangue e dos pulmões, da anemia e da AIDS.

Essência para Canalização I

Flor: *Metel (Daturametel), branco*
Pedras: *Ortoclásio (Pedra-da-lua), Angelita, Azurita, Damburita, Cristal de Quartzo Transparente (fenacita — opcional)*
Chakra: *Ponto transpessoal*

- Expande a relação com os guias, com a Deusa e com os anjos.
- Favorece a canalização, a mediunidade, a meditação, a viagem astral e a sabedoria estelar.
- Propicia a cura no nível da alma, estimula a percepção espiritual e restaura o DNA.

Essência para Canalização II

Flor: *Tumbérgia (Thunbergia erecta), púrpura/dourada*
Pedras: *Ametista Rutilo, Ametrina, Citrino Rutilo (natural), Damburita, Cristal de Quartzo Transparente (fenacita — opcional)*
Chakra: *da Coroa*

- Favorece o equilíbrio entre a mediunidade e a vida cotidiana, e entre o reino psíquico e a mente consciente.
- Acalma médiuns novatos e pessoas que passam por uma aceleração das energias psíquicas.
- Ajuda os que temem seu próprio conhecimento psíquico e equilibra canalizadores inexperientes.

Essência para Confortar o Coração

Flor: *Pacová (Alpina nutons), cor-de-rosa/branco*
Pedras: *Quartzo Rosa, Kunzita Cor-de-rosa, Turmalina Cor-de-rosa, Damburita, Cristal de Quartzo Transparente*
Chakra: *do Coração*

- Alivia o sofrimento e fortalece a pessoa emocionalmente para que ela volte a sentir alegria de viver depois de passar por um período difícil.
- Cura feridas emocionais provocadas pelo sofrimento; livra a pessoa de dores antigas.
- Favorece a recuperação do bem-estar.

Essência para Conhecer o Eu Interior

Flor: *Áster (Aster spp.), azul*
Pedras: *Ágata de Laço Azul, Turquesa, Aventurina Azul, Damburita, Cristal de Quartzo Transparente*
Chakra: *da Garganta*

- Elimina os bloqueios nos chakras da garganta, do terceiro olho e do timo.
- Cura o karma negativo, elimina padrões kármicos, estimula o entendimento e a expressão de verdades kármicas.
- Fortalece a verdade pessoal, favorece o entendimento e a expressão do propósito de vida, e reforça a convicção com relação ao caminho a seguir.
- Contribui para o conhecimento do eu interior, favorece a paz de espírito e facilita o desenvolvimento e o equilíbrio psíquico.

Essência para Conservar o Amor

Flor: *Paineira (Chorisia speciosa), cor-de-rosa*
Pedras: *Quartzo Rosa, Fluorita Cor-de-rosa, Ortoclásio (Pedra-da-lua), Damburita, Diamante de Herkimer*
Chakra: *do Coração*

- Trata e equilibra o corpo emocional, o corpo astral e o chakra do coração.
- Melhora o relacionamento consigo mesmo e com outros.
- Ajuda a aprender a participar e a cooperar nos vínculos afetivos e na vida comunitária.
- Estimula a pessoa a aprender a viver junto com o companheiro.
- Aumenta o amor-próprio e ajuda a conservar o amor no coração em todos os momentos.

Essência para Cura da Alma

Flor: *Rosa–brandy (Rosa spp.), laranja/cor-de-pêssego*
Pedras: *Ortoclásio Cor-de-pêssego, Aventurina Cor-de-pêssego, Opala Mexicana, Damburita, Cristal de Quartzo Transparente*
Chakra: *Esplênico*

- Trata o chakra esplênico e o corpo emocional; ajuda a dissipar as lembranças de traumas e maus-tratos desta vida e de vidas anteriores.
- Cura a criança interior e o gêmeo do corpo astral, orienta na reprogramação emocional.
- Ajuda a equilibrar a alma e a curar fragmentos da alma, facilita a cura do núcleo da alma e oferece proteção emocional.

Essência para Curar Vitimismo

Flor: *Lágrimas-de-cristo (Clarodendron speciosissimum), laranja/vermelha*
Pedras: *Cornalina, Espinélio Vermelho, Opala Mexicana, Damburita, Cristal de Quartzo Transparente*
Chakra: *da Raiz*

- Ajuda a vencer a repressão sexual e propicia uma sexualidade equilibrada.
- Fortalece os relacionamentos espirituais e estimula a confiança mútua.
- Ajuda a não aceitar maus-tratos e a pôr um fim em situações de abuso; ameniza o vitimismo.

Essência para Deixar o Coração Mais Leve

Flor: *Flor-de-coral (Ixora coccinea), cor-de-rosa*
Pedras: *Quartzo Rosa, Turmalina Cor-de-rosa, Lepidolita, Damburita, Cristal de Quartzo Transparente*
Chakra: *do Coração*

- Elimina do coração e do corpo emocional antigos traumas desta vida e dissipa mágoas e ressentimentos desta vida e de vidas passadas.
- Ameniza o sofrimento emocional em sua origem.
- Fortalece a capacidade de dar e receber amor, ajuda a expressar as emoções e ajuda a pessoa a aprender a confiar nos outros.
- Ameniza as doenças do coração, a palpitação e o medo.

Essência para Depurar o Sangue

Flor: *Flor-de-coral (Ixora coccinea), vermelha*
Pedras: *Jaspe Sangüíneo, Azurita, Turmalina Negra, Esmeralda, Damburita, Cristal de Quartzo Transparente*
Chakra: *da Raiz*

- Depura o sangue e ajuda no tratamento de doenças infecciosas, da AIDS, dos distúrbios intestinais, do câncer e da leucemia.
- Estabelece limites sexuais claros e favorece a cura de problemas sexuais.

Essência para Desintoxicação

Flor: *Alamanda-de-flor-grande (Allamanda cathartica), amarela*
Pedras: *Citrino Natural, Calcita Âmbar, Topázio Dourado, Damburita, Cristal de Quartzo Transparente*
Chakra: *do Plexo solar*

- Limpa, purifica e ajuda a pessoa a parar de fumar.
- Cura viciados em comida, em drogas, em álcool e em remédios.
- Reduz as obsessões e elimina hábitos negativos.
- Confere lucidez emocional e ajuda na descoberta da verdade interior.

Essência para Eliminar o Stress

Flor: *Beijo (Impatiens spp.), vermelho-púrpura*
Pedras: *Turmalina Cor-de-rosa, Cobaltita, Quartzo Rosa, Damburita Cristal de Quartzo Transparente*
Chakra: *do Coração*

- Diminui a preocupação, o *stress* e a ansiedade; fortalece a confiança na vida e na Deusa.
- Ajuda a ter paciência para deixar o tempo passar e trazer a melhor solução; leva à constatação de que o tempo é criado pela mente; e ensina a viver em paz no presente.
- Estimula a confiança em si mesmo, nos outros e na Deusa.
- Elimina as causas emocionais das doenças de pele.

Essência para Falar Abertamente

Flor: *Hortênsia (Hydrangea macrophylla), azul*
Pedras: *Lápis-lazúli, Celestita, Angelita, Damburita, Diamante de Herkimer*
Chakra: *da Garganta*

- Ajuda a expressar os sentimentos e as verdades pessoais.
- Fortalece os relacionamentos por meio da honestidade; acaba com a raiva, com a depressão e com ataques de fúria.
- Ajuda a lidar com traumas, mágoas e sofrimentos do passado verbalizando-os.
- Ajuda as mulheres a contar suas histórias pessoais; inspira a relatar os fatos e a verdade.

Essência para Ligação com a Terra

Flor: *Cavalinha (Callisteman lanceolatus), vermelha*
Pedras: *Quartzo Enfumaçado, Granada, Ametista Rutilo, Damburita, Cristal de Quartzo Transparente*
Chakra: *da Raiz*

- Estimula a ligação com a Terra e a vida no plano terreno, aumenta a segurança e fortalece a responsabilidade.
- Ajuda a deixar a vida fluir naturalmente e favorece a independência para seguir o caminho escolhido.
- Ajuda na limpeza intestinal e cura doenças intestinais e vermes.

Essência para Menarca

Flor: *Portulaca (Portulaca grandiflora), laranja*
Pedras: *Calcita Laranja, Cornalina, Ortoclásio Cor-de-pêssego, Damburita, Cristal de Quartzo Transparente*
Chakra: *Esplênico*

- Fortalece o organismo de meninas que estão começando a menstruar e entrando na adolescência; estimula a aceitar e a gostar do próprio corpo.
- Melhora a auto-imagem, o amor-próprio e inspira a alegria de ser mulher.
- Facilita o relacionamento com outras garotas e com a mãe; assegura entendimento da sexualidade e da sensualidade precoces.
- Ameniza as cólicas menstruais e o medo da menstruação.

Essência para Novos Começos I

Flor: *Flor-de-maio (Schlumbergera zygocactus), branca*
Pedras: *Crisópaso, Esmeralda, Fluorita Verde, Damburita, Cristal de Quartzo Transparente*
Chakra: *do Coração*

- Propicia o bem-estar depois de situações de tristeza, de perda, de mágoa ou de desapontamento.
- Preserva a ternura e diminui a vulnerabilidade.
- Ajuda em novos começos, facilita a convalescência e a recuperação nos níveis físico e emocional.
- Dá coragem e equilíbrio; ajuda a vencer a timidez e o medo; oferece proteção emocional.

Essência para Novos Começos II

Flor: *Flor-de-maio (Schlumbergera zygocactus), cor-de-rosa*
Pedras: *Quartzo Rosa, Turmalina Cor-de-rosa, Quartzo Vermelho, Damburita, Cristal de Quartzo Transparente*
Chakra: *do Coração*

- Ajuda a superar situações de raiva e de sofrimento; incentiva o perdão aos outros e a si mesmo.
- Facilita o esquecimento gradual da raiva e do ressentimento, ajuda a ter paciência para deixar o tempo curar as feridas, aumenta a compaixão e o amor universal, traz paz interior.
- Ajuda a diminuir a amargura e a superar o sofrimento; ajuda a amar a si mesmo e aos outros novamente.

Essência para Novos Começos III

Flor: *Flor-de-maio (Schlumbergera zygocactus), vermelha*
Pedras: *Granada, Coral Vermelho, Cianita Preta, Damburita, Cristal de Quartzo Transparente*
Chakra: *da Raiz*

- Ajuda a voltar a sentir alegria e entusiasmo pela vida depois de um relacionamento rompido, de abuso sexual ou de situações de violência.
- Aumenta a coragem, depois de situações de dor, para amar novamente com uma nova consciência; ajuda na recuperação emocional, facilita novos começos.
- Aumenta o amor-próprio, a coragem, a força e o equilíbrio.
- Oferece proteção nos períodos de mudança, em que nos sentimos vulneráveis.

Essência para o Corpo da Mulher

Flor: *Rosa–tropicana (Rosa spp.), laranja*
Pedras: *Vanadanita, Jaspe Vermelho, Cornalina, Damburita, Cristal de Quartzo Transparente*
Chakra: *Esplênico*

- Cura distúrbios nos órgãos reprodutores femininos e auxilia nos casos de infertilidade.
- Ajuda no tratamento de traumas causados por abusos sexuais, maus-tratos e estupros.
- Acelera a cura e reequilibra o organismo depois de cirurgias nos órgãos reprodutores; ameniza sintomas da menopausa; cura tumores fibróides; normaliza as taxas hormonais e traz equilíbrio emocional.

Essência para o Equilíbrio da Mulher I

Flor: *Frangipani (Plumeria rubra), cor-de-rosa*
Pedras: *Lepidolita, Turmalina Cor-de-rosa, Ametista Rutilo, Damburita, Cristal de Quartzo Transparente*
Chakra: *do Coração*

- Equilibra o coração feminino, estimula uma auto-imagem positiva, favorece a independência.
- Fortalece o respeito mútuo nos relacionamentos; ajuda a libertar-se de vícios, do hábito de comer em excesso, da co-dependência, de maus-tratos e situações de abuso do passado; estimula a cura emocional.

Essência para o Equilíbrio da Mulher II

Flor: *Frangipani (Plumeria rubra), amarela*
Pedras: *Ametrina, Ametista Rutilo, Âmbar, Damburita, Cristal de Quartzo Transparente*
Chakra: *do Plexo solar*

- Promove o equilíbrio e a saúde mental nas mulheres.
- Aumenta o respeito por si mesmo, favorece a prosperidade e o sucesso profissional.
- Auxilia no tratamento da anorexia e de distúrbios da alimentação.

Essência para o Sangue

Flor: *Folha-de-sangue (Euphurbia spp.), vermelha/verde*
Pedras: *Jaspe Sangüíneo, Pirita, Hematita, Damburita, Cristal de Quartzo Transparente*
Chakra: *da Raiz*

- Enriquece e fortalece o sangue.
- Cura hemorragia, anemia e ferimentos; reduz o sangramento menstrual excessivo.
- Dá coragem, força interior e determinação.
- Equilibra as reações da kundalini e os dons psíquicos.

Essência para Pôr os Pés no Chão

Flor: *Alamanda (Allamanda spp.), chocolate*
Pedras: *Quartzo Enfumaçado, Azeviche, Jaspe Marrom, Damburita, Cristal de Quartzo Transparente*
Chakra: *Chakras de ligação à terra*

- Ajuda a se ligar ao plano terreno; ajuda a pôr os pés no chão e a evitar devaneios.
- Dá forças para percorrer o caminho da vida, proporciona a certeza de se estar no caminho certo, dá proteção à alma e ajuda a equilibrá-la.
- Harmoniza, estabiliza e estimula a energia, aumenta a consciência com relação à Terra.
- Ajuda a acabar com vícios e a enfrentar sintomas advindos do tratamento de desintoxicação.

Essência para Purificação da Kundalini

Flor: *Flor-de-coral (Ixora coccinea), cor-de-pêssego*
Pedras: *Aventurina Cor-de-pêssego, Ortoclásio Cor-de-pêssego, Calcita Âmbar, Damburita, Cristal de Quartzo Transparente*
Chakra: *Esplênico*

- Traz à tona imagens do passado, purificando os corpos emocional e etérico e livrando-os de traumas antigos.
- Ajuda a superar traumas causados por incesto, maus-tratos ou estupro.
- Ajuda na recuperação de abusos emocionais e físicos ocorridos no passado e dissolve a dor decorrente de antigos relacionamentos.
- Dissipa bloqueios e manchas escuras da linha da kundalini; dá apoio, tranqüiliza e acalma.

Essência para Reequilíbrio Emocional

Flor: *Jasmim-da-virgínia (Campsis radicans), laranja*
Pedras: *Quartzo de Pecos, Quartzo Enfumaçado, Ortoclásio (Pedra-da-lua), Damburita, Cristal de Quartzo Transparente*
Chakra: *Esplênico*

- Libera a raiva, os traumas emocionais e os abusos sexuais e emocionais.
- Cura disfunções sexuais e ajuda a dissipar emoções antigas.
- Ajuda no tratamento da asma, da artrite e da bursite.

Essência para Superar a Timidez

Flor: *Lírio-da-paz (Spathiphyllum spp.), branco*
Pedras: *Quartzo Neve, Ortoclásio (Pedra-da-lua), Aventurina Verde, Damburita, Cristal de Quartzo Transparente*
Chakra: *do Terceiro olho*

- Ajuda a superar a timidez e a vulnerabilidade; ajuda a enfrentar situações sociais.
- Estimula o crescimento emocional e espiritual, aumenta a capacidade de se aproximar das outras pessoas e ajuda a vencer os problemas da adolescência.

Essência para Telepatia

Flor: *Ipoméia (Ipomea learü), azul*
Pedras: *Aventurina Azul, Celestita, Lápis-lazúli, Damburita, Cristal de Quartzo Transparente*
Chakra: *do Terceiro olho*

- Propicia o contato telepático com locais distantes, com outras dimensões e com outros planetas; estimula a expansão e o reequilíbrio da mente e do corpo mental.
- Favorece a comunicação com a rede energética da mente, com a mente coletiva da rede energética da Terra; permite contato com terapeutas e instrutores extraterrenos.
- Ajuda na comunicação mental e com pessoas e animais; expande a percepção psíquica; ajuda na meditação.

Essência para uma Transição Consciente

Flor: *Solandra (Solandra nitida zucs.) ou Metel (Datura metel), amarelo*
Pedras: *Topázio Dourado, Calcita Âmbar, Berilo Dourado ou Fluorita Amarela, Damburita, Diamante de Herkimer*
Chakra: *do Plexo solar*

- Favorece a morte consciente e a transição pacífica; aguça a percepção dos guias e dos anjos na passagem da morte.
- Ajuda a atingir a iluminação no momento da morte e a libertar-se do corpo.
- Reequilibra depois de uma experiência de quase-morte.

Essência Permanente

Flor: *Manacá (Brunfelcia hydrangeaeformis), azul/cor-de-rosa/branco)*
Pedras: *Angelita, Azurita, Aventurina Azul, Damburita, Cristal de Quartzo Transparente*
Chakra: *do Terceiro olho*

- Rompe os elos negativos do passado; dissipa os apegos emocionais e mentais e os padrões kármicos negativos.
- Promove curas a partir dos padrões etérico e celestial, ajuda no contato com os anjos e com os Senhores do Karma e estimula o resgate kármico e a cura do núcleo da alma.
- Favorece o acesso aos Registros Akáshicos e ajuda a pessoa a superar dificuldades e transformações.

Essência Raquiana

Flor: *Flor de Grapefruit (Citrus x. paradisi), branca*
Pedras: *Opala Branca, Kunzita Cor-de-rosa, Crisocola, Damburita, Cristal de Quartzo Transparente*
Chakra: *do Terceiro olho*

- Alinha a coluna vertebral; suaviza dores nas costas e na cabeça.
- Trata osteoporose, artrite, enxaqueca e dor de cabeça.
- Reduz o *stress* e regenera os tecidos.
- Estimula pensamentos lúcidos e equilibra os chakras.

Essência Reconfortante

Flor: *Lisianto (Lisianthus spp.), púrpura*
Pedras: *Ametista Rutila, Sugilita, Lepidolita, Ortoclásio (Pedra-da-lua), Damburita, Cristal de Quartzo Transparente*
Chakra: *da Coroa*

- Acalma, combate a insônia e tranqüiliza a mente.
- Aumenta a confiança na Deusa e cura traumas passados e de vidas anteriores.
- Inspira paz e fortalecimento espiritual.
- Auxilia no combate à dor e à enxaqueca, e reduz o medo.

Essência Zen I

Flor: *Junquilho (Narcissus tazetta), amarelo*
Pedras: *Fluorita amarela, Citrino Natural, Aventurina, Damburita, Cristal de Quartzo Transparente*
Chakra: *do Plexo solar*

- Ajuda a encontrar seu lugar no mundo físico, favorece a confiança em si mesmo nas atividades do dia-a-dia.
- Estimula o trabalho em grupo; equilibra a vontade e o ego.
- Fortalece a concentração na vida cotidiana, manifesta a alegria de viver, faz da atividade diária um reflexo do exercício espiritual; favorece a comunicação com a mente pura.

Essência Zen II

Flor: *Junquilho (Narcissus tazetta), branco*
Pedras: *Turquesa, Água-marinha, Ortoclásio (Pedra-da-lua), Damburita, Diamante de Herkimer*
Chakra: *do Timo*

- Faz reinar a harmonia entre o ser interior e exterior, entre a vida cotidiana e a espiritual.
- Ajuda a viver como um ser espiritual consciente.
- Ajuda a purificar as emoções e a se libertar de apegos emocionais.
- Desembaça o espelho, revelando a mente pura; auxilia os que estão no caminho da iluminação e em todos os caminhos espirituais.
- Aguça a percepção da beleza e da perfeição.

Cada uma das flores nos revela nossa divindade comum, nossa essência transcendente. Nós sabemos disso inconscientemente. Nossos paraísos têm sido jardins. Nós "expressamos essa verdade com flores". Nossas imagens simbólicas do universo, nossas mandalas são desenhos de flores. Mas agora as flores estão dizendo, com um vigor renovado: "Olhe, não pense; olhe diretamente para nós e veja Deus/a Deusa."

Dorothy Maclean,
To Hear the Angel Sing: An Odissey of Co-Creation with the Devic Kingdom.

Tabela de Flores e Essências

Nome da Flor	Nome da Essência
Açafrão, *laranja*	Essência da Cura Sexual
Agave, *laranja*	Essência da Coragem
Alamanda, *chocolate*	Essência para Pôr os Pés no Chão
Alamanda, *púrpura*	Essência para a Limpeza da Aura
Alamanda-de-flor-grande, *amarela*	Essência para Desintoxicação
Amor-agarradinho, *cor-de-rosa*	Essência do Relacionamento
Árvore-de-são-tomás, *lavanda*	Essência da Meditação
Asclépia, *laranja*	Essência do Vôo
Áster, *azul*	Essência para Conhecer o Eu Interior
Azaléia, *branca*	Essência da Deusa Interior
Azaléia, *vermelha-púrpura*	Essência do Coração e da Alma
Barba-de-barata, *vermelha/dourada*	Essência da Maturidade II
Beijo, *vermelho*	Essência da Paciência
Beijo, *vermelho-púrpura*	Essência para Eliminar o *Stress*
Bela-emília, *azul*	Essência da Criança Interior
Bignônia-da-flórida, *laranja*	Essência da Amabilidade
Boa-noite, *branca*	Essência da Boa-noite
Botão-de-ouro-cubano, *amarelo*	Essência da Assimilação
Bromélia, *cor-de-rosa*	Essência do Perdão
Bromélia, *vermelha*	Essência para Amenizar a Raiva
Buganvília, *branca*	Essência da Terceira Idade
Buganvília, *cor-de-rosa clara*	Essência do Nascimento
Buganvília, *vermelha-púrpura*	Essência do Coração
Camapu, *amarelo*	Essência das Fadas
Cambará-de-espinho, *cor-de-rosa/creme*	Essência do Alívio I
Cambará-de-espinho, *laranja/dourado*	Essência do Alívio II
Cambará-de-espinho, *lavanda/branco*	Essência do Alívio III
Camélia, *branca*	Essência de Tara
Camélia, *cor-de-rosa*	Essência de Kwan Yin
Camélia, *cor-de-rosa/branca*	Essência de Maria

Camélia, *vermelha*	Essência de Afrodite
Cana, *vermelha/dourada*	Essência da Alegria
Capoque, *vermelho*	Essência da Kundalini
Capuchinha, *creme ou amarela*	Essência da Visão
Carolia, *azul*	Essência de Brede
Carolia, *branca*	Essência dos Anjos
Carolia, *branca*	Essência de Ariel
Cassandra, *laranja*	Essência de Cassandra
Cássia, *amarela/cor-de-rosa*	Essência do Poder Interior
Cavalinha, *vermelha*	Essência para Ligação com a Terra
Chasmante, *verde/castanho*	Essência do Mar
Chuva-de-ouro, *cor-de-pêssego ou dourada*	Essência da Família da Mulher
Cipó-de-são-joão, *laranja*	Essência do Sexo
Clematite, *azul-escura*	Essência para Purificação da Energia I
Clematite, *vermelha-escura*	Essência para Purificação da Energia II
Copo-de-leite, *amarelo*	Essência de Juno
Copo-de-leite, *branco*	Essência da Transição
Cosmo, *multicor*	Essência da Bênção
Crista-de-peru, *vermelha*	Essência do Propósito

Dália, *púrpura*	Essência de Kannon
Dartrial, *amarela*	Essência da Luz Dourada
Dente-de-leão, *amarelo*	Essência Purificante

Ervilha-de-cheiro, *lavanda*	Essência da Doçura I
Ervilha-de-cheiro, multicor	Essência da Doçura II
Ervilha-de-cheiro, *vermelha*	Essência Intergaláctica
Espinho-de-jerusalém, *amarelo*	Essência da Mente
Esponjeira, *vermelha*	Essência Corpo e Alma
Estefanote, *branco*	Essência do Reequilíbrio
Estrela-do-egito, *cor-de-rosa*	Essência da Estrela
Estrela-do-egito, *cor-de-rosa clara*	Essência da Deusa Estrela
Extremosa, *branca*	Essência da Eternidade
Extremosa, *cor-de-rosa*	Essência do Amor
Extremosa, *lavanda*	Essência da Devoção
Extremosa, *vermelha-escura*	Essência dos Amantes

Flamboyant, *amarelo*	Essência da Maturidade I
Flamboyant, *vermelho/dourado*	Essência da Encarnação
Flor-da-noite, *branca*	Essência da Rainha da Noite
Flor-de-camarão, *branca*	Essência das Jóias da Coroa
Flor-de-camarão, *branca*	Essência das Jóias Verdes
Flor-de-camarão, *amarela*	Essência das Jóias Douradas

Flor-de-camarão, *cor-de-rosa*	Essência das Jóias Cor-de-Rosa
Flor-de-coral, *amarela*	Essência de Ch'i Kung
Flor-de-coral, *cor-de-pêssego*	Essência para Purificação da Kundalini
Flor-de-coral, *cor-de-rosa*	Essência para Deixar o Coração Mais Leve
Flor-de-coral, *vermelha*	Essência para Depurar o Sangue
Flor de Grapefruit, *branca*	Essência Raquiana
Flor-de-laranjeira, *branca*	Essência do Cupido
Flor-de-maio, *branca*	Essência para Novos Começos I
Flor-de-maio, *cor-de-rosa*	Essência para Novos Começos II
Flor-de-maio, *vermelha*	Essência para Novos Começos III
Flor-de-são-miguel, *azul-clara*	Essência da Paz
Folha-de-sangue, *vermelha/verde*	Essência para o Sangue
Forsítia, *amarela*	Essência da Prosperidade
Frangipani, *branca*	Essência do Amazonas II
Frangipani, *vermelha*	Essência do Amazonas I
Frangipani, *cor-de-rosa*	Essência para o Equilíbrio da Mulher I
Frangipani, *amarela*	Essência para o Equilíbrio da Mulher II
Gardênia, *branca*	Essência do Corpo de Luz I
Gazânia, *laranja/vermelha*	Essência do Divertimento
Gengibre-vermelho, *vermelho*	Essência de Hui Yin
Gengibre-vermelho, *vermelho*	Essência da Força Vital
Gerânio, *branco*	Essência de Hathor
Gerânio, *cor-de-rosa*	Essência de Ishtar
Gerânio, *vermelho*	Essência de Oshum
Gladíolo, *cor-de-rosa*	Essência da Alegria
Glicínia, *azul*	Essência Arcangélica
Gloxínia, *castanha-avermelhada/branca*	Essência da Caminhada pela Terra I
Gloxínia, *púrpura/branca*	Essência da Caminhada pela Terra II
Gloxínia, *vermelho-púrpura*	Essência do Amor pela Terra
Grevílea, *laranja*	Essência do Hara
Guaiaco, *pau-santo, azul*	Essência de Ísis
Heliotrópio, *dourado/marrom*	Essência do Sucesso
Hibisco, *amarelo*	Essência da Aura
Hibisco, *branco*	Essência da Recuperação
Hibisco, *cor-de-pêssego*	Essência da Mãe
Hibisco, *cor-de-rosa*	Essência da Confiança
Hibisco, *várias cores*	Essência dos Chakras
Hibisco, *vermelho*	Essência da Raiz
Hibisco, *vermelho*	Essência para a Cura da Mulher
Hortênsia, *azul*	Essência para Falar Abertamente

Iguapé, *lavanda*	Essência das Bênçãos Espirituais
Ipê, *amarelo*	Essência do Terapeuta
Ipê-açu, *cor-de-rosa*	Essência da Felicidade
Ipoméia, *azul*	Essência para Telepatia
Íris, *azul*	Essência de Hera
Jacarandá, *púrpura*	Essência do Karma
Jacinto, *azul*	Essência da Percepção
Jacinto, *branco*	Essência da Ascensão
Jacinto, *vermelho*	Essência para Transformação da Terra
Jacobínia, *cor-de-rosa*	Essência da Facilidade
Jalapa, *cor-de-rosa/amarela*	Essência das Boas-Vindas à Alegria
Jasmim-da-virgínia, *amarelo*	Essência Energética
Jasmim-da-virgínia, *laranja*	Essência para Reequilíbrio Emocional
Jasmim-da-virgínia, *vermelho*	Essência do Beija-Flor
Jasmim-de-leite, *branco*	Essência do Bem-Amado
Junquilho, *amarelo*	Essência Zen I
Junquilho, *branco*	Essência Zen II
Lágrimas-de-cristo, *branca/vermelha*	Essência do Bodhisattva
Lágrimas-de-cristo, *laranja/vermelha*	Essência para Curar Vitimismo
Lilás, *púrpura*	Essência da Receptividade
Lírio, *branco/púrpura*	Essência do Observador das Estrelas
Lírio-aranha, *branco*	Essência da Criação
Lírio-da-paz, *branco*	Essência para Superar a Timidez
Lírio-tigre, *laranja*	Essência do Útero
Lisianto ou genciana-da-terra, *púrpura*	Essência Reconfortante
Lobélia, *azul*	Essência da Transformação
Madressilva-dos-jardins, *cor-de-rosa*	Essência dos Devas
Magnólia, *branca*	Essência da Espiritualidade
Malvaísco, *vermelho*	Essência da Honestidade
Malva-rosa, *branca*	Essência da Aceitação
Manacá, *azul/cor-de-rosa/branco*	Essência Permanente
Mandevila, *cor-de-rosa*	Essência da Mulher em Transformação
Maracujá, *púrpura/azul*	Essência da Unidade
Maracujá, *vermelho*	Essência da Vida
Metel, *branco*	Essência para Canalização I
Metel, *púrpura*	Essência da Alma Antiga
Milefólio, *branco*	Essência da Proteção I
Milefólio, *amarelo*	Essência da Proteção II
Milefólio, *cor-de-rosa*	Essência Astral
Milefólio, *multicor — branco, cor-de-rosa, amarelo*	Essência da Defesa

Narciso, *amarelo/branco*	Essência da Harmonia
Nenúfar, *branco*	Essência da Terra
Nenúfar, *branco*	Essência da Iluminação
Nenúfar, *índigo*	Essência da Galáxia
Nenúfar, *púrpura*	Essência da Antiga Sabedoria
Pacová, *cor-de-rosa/branco*	Essência para Confortar o Coração
Paineira, *cor-de-rosa*	Essência para Conservar o Amor
Papoula-da-califórnia, *vermelha*	Essência do Sangue da Vida
Pássaro-do-paraíso ou bananeira-da-rainha, *laranja/azul*	Essência do Paraíso
Peônia, *branca*	Essência Balsâmica
Portulaca ou cavalheiro-das-onze-horas, amarelo	Essência da Lucidez
Portulaca ou cavalheiro-das-onze-horas, *cor-de-rosa*	Essência das Crianças
Portulaca ou cavalheiro-das-onze-horas, *cores mistas*	Essência do Circo
Portulaca ou cavalheiro-das-onze-horas, *laranja*	Essência para Menarca
Portulaca ou cavalheiro-das-onze-horas, *vermelha-púrpura*	Essência do Primeiro Amor
Queureutéria, *amarela*	Essência da Abundância
Rainha-da-noite, *branca*	Essência da Lua
Rosa-*brandy, laranja/cor-de-pêssego*	Essência para Cura da Alma
Rosa-medalhão dourado, *amarela*	Essência do Escudo Psíquico
Rosa-pepita de ouro, *amarelo-ouro*	Essência para a Passagem da Vida
Rosa-beleza perfumada, *cor-de-rosa*	Essência de Astarte
Rosa-catedral de Winchester, *branca-creme*	Essência do Corpo de Luz II
Rosa-ouro vermelho, *cor-de-rosa/dourada*	Essência da Compaixão
Rosa-pascali, *branca*	Essência do Amor Puro
Rosa-paz, *creme/cor-de-rosa*	Essência da Transformação Interior
Rosa-rainha Elizabeth, *cor-de-rosa*	Essência do Amor-Próprio
Rosa-*reine des violletes, púrpura*	Essência da Coroa
Rosa-rosto de anjo, *rosa-lavanda*	Essência da Graça Angelical
Rosa-sônia, *rosa-salmão*	Essência de Maria Madalena
Rosa-trepadeira-selvagem, *cor-de-rosa*	Essência dos Velhos Tempos
Rosa-tropicana, *laranja*	Essência para o Corpo da Mulher
Rosa-veludo real, *vermelha*	Essência de Kali
Rosa-festa *verde, crème*	Essência da Luz Interior
Rosa-*bibi maizoon, cor-de-rosa*	Essência da Estabilidade

Sálvia-azul-mexicana, *azul*	Essência da Verdade
Sálvia-azul-mexicana, *azul*	Essência da Voz
Sete-léguas ou pandórea-trepadeira, *vermelha/branca*	Essência do Equilíbrio Psíquico
Sete-léguas, *lavanda/cor-de-rosa*	Essência da Esperança
Sete-sangrias, *púrpura*	Essência da Força
Solandra ou metel, *amarelo*	Essência para uma Transição Consciente
Solandra ou metel, *amarelo*	Essência da Luz
Solandra, *castanho-avermelhado/creme*	Essência do Sangue Sagrado
Sultana, *branca*	Essência da Expansão Espiritual
Tibouquina, *púrpura*	Essência da Transcendência
Trevo, *branco*	Essência da Revelação
Trevo, *vermelho*	Essência do Amor Incondicional
Trombeta-cheirosa, *cor-de-pêssego*	Essência da Mulher Estelar
Tulipa-da-áfrica, *vermelha*	Essência da Mãe Kali
Tumbérgia, *púrpura/dourada*	Essência para Canalização II
Tuna, *amarela*	Essência da Imagem
Violeta, *índigo*	Essência da Clarividência

Bibliografia

Ahlquist, Cynthia, org. *Llewellyn's 1996 Organic Gardening Almanac.* St. Paul, MN: Llewellyn Publications, 1995.

Bach Centre USA. *The Bach Flower Remedies.* Pamphlet. Woodmere, NY: Bach Centre USA, 1983.

Brennan, Barbara Ann. *Light Emerging: The Journey of Personal Healing.* Nova York, NY: Bantam Books, 1993. [*Luz Emergente – A Jornada da Cura Pessoal,* publicado pela Editora Cultrix, 1995.]

Brennan, Barbara Ann. *Hands of Light: A Guide to Healing Through the Human Energy Field.* Nova York, NY: Bantam Books, 1987. [*Mãos de Luz,* publicado pela Editora Pensamento, 1990.]

Cunningham, Donna. *Flower Remedies Handbook: Emotional Healing and Growth with Bach and Other Flower Essences.* Nova York, NY: Sterling Publishing Co., Inc., 1992.

Findhorn Community, The. *The Findhorn Garden: Pioneering a New Vision of Man and Nature in Cooperation.* Nova York, NY: Harper and Row Publishers, 1975.

Levine, Stephen. *Healing Into Life and Death.* Nova York, NY: Anchor Books, 1987.

Maclean, Dorothy. *To Hear the Angels Sing: An Odyssey of Co-Creation with the Devic Kingdom.* Elgin, IL: Lorian Press, 1980.

Marciniak, Barbara. *Earth: Pleiadian Keys to the Living Library.* Santa Fé, NM: Bear & Co., 1995.

Marciniak, Barbara. *Bringers of the Dawn: Teaching from the Pleiadians.* Santa Fé, NM: Bear & Co., 1992.

Shealy, C. Norman, MD e Carolyn M. Myss, MA. *The Creation of Health: The Emotional, Psychological and Spiritual Responses that Promote Health and Healing.* Walpole, NH: Stillpoint Publishing, 1993. [*Medicina Intuitiva,* publicado pela Editora Cultrix, São Paulo, 1997.]

Stein, Diane. *Healing with Gemstones and Crystals.* Freedom, CA: The Crossing Press, 1996.

Stein, Diane. *Natural Healing for Dogs and Cats.* Freedom, CA: The Crossing Press, 1993.

Stein, Diane. *All Women Are Healers: A Comprehensive Guide to Natural Healing.* Freedom, CA: The Crossing Press, 1990.

Sunset Books. *Garden Pests and Diseases.* Menlo Park, CA: Sunset Publishing Group, 1993.

Tompkins, Peter e Christopher Bird. *The Secret Life of Plants: A Fascinating Account of the Physical, Emotional and Spiritual Relations Between Plants and Men.* Nova York, NY: Harper and Row Publishers, 1973.

Wright, Machaelle Small. *Flower Essences: Reordering Our Understanding and Approach to Illness and Health.* Jeffersonton, VA: Perelandra Ltd., 1988.

GUIA COMPLETO DE AROMATERAPIA

O Poder Transformador das Essências e dos Óleos Aromáticos

Erich Keller

Os óleos essenciais contêm a força vital das plantas, das árvores, das frutas e das flores. Essa força vital torna esses óleos totalmente diferentes das drogas sintéticas, permitindo que você os use sem correr o risco de efeitos colaterais indesejáveis. Os óleos essenciais são um meio natural para aliviar doenças comuns, como dores de cabeça, problemas digestivos, tensão excessiva, nervosismo, perda do apetite e insônia.

Este *Guia Completo de Aromaterapia* ensina como se beneficiar com essa antiga técnica de cura.

Além disso, o livro abre as portas para o mundo prazeroso e mágico dos perfumes naturais, incluindo receitas, técnicas e dicas para:

- equilibrar suas emoções;
- relaxar o corpo, a mente e o espírito;
- estimular sua sexualidade;
- fabricar seus próprios cosméticos;
- criar um perfume pessoal;
- estimular estados de meditação;
- cozinhar usando óleos essenciais;
- curar males comuns, e muito, muito mais.

O *Guia Completo de Aromaterapia* também versa sobre o efeito dos aromas sobre os chakras, indicando os óleos essenciais mais apropriados para o equilíbrio de cada um deles. Além disso, apresenta uma correlação muito interessante entre os óleos essenciais e os planetas e signos do zodíaco, o que torna esta obra muito indicada também para astrólogos e pessoas interessadas em astrologia e espiritualidade em geral.

EDITORA PENSAMENTO

A CURA PELOS CRISTAIS

Katrina Raphaell

Hoje em dia, os cristais são usados em todas as partes do mundo para as mais diversas finalidades. Até o ano de 1980, porém, havia poucas informações com relação aos aspectos terapêuticos e esotéricos dos cristais e sobre o seu uso nas antigas civilizações. Atualmente, a força, o potencial e o uso dos cristais estão ao alcance de milhares de pessoas que instintivamente estão sendo orientadas a utilizá-los para seu desenvolvimento pessoal e para práticas de cura.

Katrina Raphaell, autora de *As Propriedades Curativas dos Cristais e das Pedras Preciosas*, já publicado pela Editora Pensamento, aprimora ainda mais neste seu novo livro as aplicações práticas dos cristais no campo da terapia, apresentando métodos inovadores, antes não disponíveis, para descobrir e remover desequilíbrios internos. A riqueza de informações contidas neste volume, derivada da experiência pessoal da autora, é bem prática e é um convite ao leitor para que aumente seus conhecimentos acerca dos processos que encobrem nossas doenças e mascaram nossos problemas de saúde.

A Cura pelos Cristais fornece tanto ao leigo como ao profissional da área de saúde informações adequadas, incorporando o poder de cura dos cristais e das pedras preciosas à sua vida pessoal. Essas técnicas permitirão que o leitor, conscientemente, entre em contato com a energia que, inegavelmente, está contida nas formas geométricas dos cristais.

Escritora e conferencista, Katrina Raphaell trabalha há mais de 16 anos em técnicas de cura hoje colocadas em evidência, e põe ao alcance do leitor sua experiência, fornecendo-lhe instruções pormenorizadas de como se valer do poder oculto dos cristais com vistas a seu aprimoramento físico e espiritual.

EDITORA PENSAMENTO

QUALIDADES ESSENCIAIS DAS PEDRAS PRECIOSAS (contendo 52 cartas)

Antje e *Helmut G. Hofmann*

Desde épocas remotas, as pedras preciosas ocupam um lugar de destaque na história da humanidade: como objetos de valor ou comércio, como símbolos de permanência, como atributos de poder e como objetos de afeto. Em nossos dias, a apreciação das pedras preciosas aumentou ainda mais.

Como bem sabem especialistas, mineralogistas e também esotéricos, o reino das pedras preciosas é cheio de mistérios, segredos, beleza e prodígios. Na Nova Era, um número crescente de pessoas está constantemente buscando mudar o seu modo de pensar para recuperar um estado de consciência mais intuitivo.

Assim, através do trabalho com as pedras e as pessoas, os autores criaram as Cartas das Pedras Preciosas, que podem ser usadas para a escolha da sua pedra pessoal; para meditação; como ajuda na solução de problemas; para identificar e travar conhecimento com as pedras preciosas. As Cartas das Pedras Preciosas, que fazem parte integrante deste livro, nos oferecem uma ajuda valiosa para encontrarmos a nossa pedra pessoal ou uma pedra destinada a uma circunstância específica, pois, através das Cartas, permitimos que a nossa mente subconsciente nos fale diretamente.

EDITORA PENSAMENTO